U0641679

心路

主　编　张黎声　邵水金

编　委　（以姓氏笔画为序）

丁晓露　于　波　王临梅　朱青春

向培海　孙鸿杰　牟芳芳　张宇奇

张斌元　陆萍萍　国海东　段卫东

秦鸿俊　郭　峰　郭春霞　陶思亮

瞿大我

中国中医药出版社

·北　京·

图书在版编目（CIP）数据

心路 / 张黎声，邵水金主编 . — 北京：中国中医药出版社，2020.11

ISBN 978-7-5132-6462-4

Ⅰ . ①心…　Ⅱ . ①张… ②邵…　Ⅲ . ①医学院校 – 政治工作 –
研究 – 中国　Ⅳ . ① G641

中国版本图书馆 CIP 数据核字 (2020) 第 189619 号

中国中医药出版社出版

北京经济技术开发区科创十三街 31 号院二区 8 号楼
邮政编码　100176
传真　010–64405750
河北省武强县画业有限责任公司印刷
各地新华书店经销

开本 880×1230　1/32　印张 4.5　彩插 0.75　字数 117 千字
2020 年 11 月第 1 版　2020 年 11 月第 1 次印刷
书号　ISBN 978–7–5132–6462–4

定价　38.00 元
网址　www.cptcm.com

社 长 热 线　010–64405720
购 书 热 线　010–89535836
侵 权 打 假　010–64405753

微信服务号　zgzyycbs
微商城网址　https：//kdt.im/LIdUGr
官 方 微 博　http：//e.weibo.com/cptcm
天猫旗舰店网址　https：//zgzyycbs.tmall.com

如有印装质量问题请与本社出版部联系（010–64405510）
版权专有　侵权必究

序

  医者有仁术，更要有仁心。记得那是 2014 年 6 月，高校德育创新研究项目结题答辩会，一个项目引起了现场评委的注意，项目汇报中的一句话更是让现场评委为之动容。这个项目就是张黎声老师领衔的人体解剖学教学团队实践和研究了多年的《在解剖学教学过程中构建人文素质教育平台的研究与实践》课题，这句话就是学生的内心体会："我不知道您是谁，但我知道您为了谁，您让我们知道我们以后要为了谁。"这个团队的人体解剖学课程已经成为同学们最喜欢的课程之一，而写下这句话的那位学生，相信他在当时的学习中，已经完成了从一个普通学生到一名医学生的蜕变！

  近年来，学校坚持"为了每一个学生的终身发展"的理念，培育和践行社会主义核心价值观，致力于建构"全员育人、全程育人、全方位育人"的工作体系，努力探索实现教育、管理和服务工作协同创新发展，最终目的是聚焦于"立德树人"根本任务。作为医学院校，作为医学生，更要做到"立业先立人，立人先立德"。古人说，"立德""立功""立言"为"三不朽"，而"立德"之所以被摆在首要位置，就是因为无论什么时候，道德永远是一个人安身立命的根本。因此，同学们在学习专业课的同时，首先要坚定中国特色社会主义的共同理想，树立和践行社会主义核心价值观，提高人文素养，形成高尚的道德品质。

《心路》摘录同学们在人体解剖学实验报告中的心得体会并编辑成册，这项工作非常有意义。同学们在"心得体会"中写道，"由对死亡的恐惧转化为对生命的敬畏"，充满了对"大体老师"的敬意和感恩，立志将来要以"仁心仁术"报答"大体老师"的无私奉献。从这些心得体会中可以看出，同学们不仅获得了人体解剖学知识，更是在参与、体验和实践中获得了"感悟"，激发了内在的学习动力，从内心深处明确了作为一名医学生的责任和使命。

希望这本集结遗体捐献志愿者、教师和学生内心真情实感的《心路》能够成为广大学生学习医学专业知识的朋友和伙伴，希望同学们真正践行自己写下的诺言："身为医学生的我们，要将这种无形的力量、这种热血沸腾的崇敬转化成未来职业上对每一位患者尽责的操行，转化为现在学习中修炼行医之路的奋进。"

上海中医药大学党委副书记 朱惠蓉

2020年6月

作为一个医学生和未来的医务工作者，将来从事的是"健康所系、性命相托"的崇高事业。如何促使医学生树立对生命的敬畏和尊重意识，激发其对生命健康与社会责任的担当意识和使命感，是每位教师都应当深思的问题。

人体解剖学是每个医学生都必须学习的一门专业基础课，这门课程的一个最大特点是需要以遗体标本（我们称之为"大体老师"）作为教学媒介。我们基于这个专业特点，通过组织学生参与"平常人难以理解和做到"的遗体捐献、接受的过程和对遗体标本进行动手解剖、学习和研究的过程，建构一个德育实践平台：开展形式独特的课堂系列仪式，如"人体解剖学第一课"，课前、课后为"大体老师"默哀，课间组织学生参加遗体捐献者的追思会和课程结束时的"大体老师"告别仪式等，引导学生参与课堂外的相关活动，如带领学生进行遗体捐献志愿者家访，邀请遗体捐献志愿者到学校与学生进行面对面交流和座谈等活动，清明节开展"缅怀遗体器官捐献者"活动等，使学生在参与人体解剖学这门"人生大课"中感受大爱、大义和温暖，获得感动和感悟，潜移默化地形成"感恩、敬畏、责任"的情怀和内在学习动力，加深对生命的尊重和对生命意义的理解，引发对肩负责任的思考。我们的期望就是使学生在经历了这样一个教育和自我教育的过程后，将其思想意识融入自己的个性品质里，迁移到日常生活、学习和今后的工作中。

这本《心路》真实地记录了遗体捐献志愿者的内心世界和崇高行为，以及其对同学们思想情感的催化，也呈现了我们将教育初衷付诸实践过程中所获得的初步成果，看到了教师们在这个教育过程中的自育作用。我们也期望能够产生更大的社会效益。

上海中医药大学　张黎声教授

2020 年 7 月

目录

一、学生的感悟

（一）学生心得体会摘选

> **编者的话：** 下面的各段文字不是命题任务，是我们在学生提交的课程实验报告"心得体会"栏目多元化的表述中，将其发自内心对陪伴自己一个学期的"大体老师"的情感段落摘录下来，"原汁原味"地呈现给大家，真实地展示了同学们在参与这些教学活动过程中的心路历程。

与其说这是一篇上完局部解剖学课程后的心得体会，倒不如说是在学校这两年来，作为校红会遗体捐献服务部的一员，作为参加局部解剖学课程的学生，从学生工作到课内外学习中我自己的一段心路历程。

加入遗体捐献服务部的第一件事情，就是作为学生代表在"大体老师"的追思会上致辞，那是我第一次参加追思会。其实在那之前我因为害怕读错而非常紧张，把致辞熟读了很多遍。但是当我真的站在那儿，身后是老师的遗体，面对着的是悲痛的亲友，当我代表学校全体学生开始朗读的那一刹那，我感觉到我不由自主地哽咽了。但是所有的紧张感却都消失了，只剩下了深深的感动，像是有一束阳光洒满了整个心灵，充满了温暖。那一刻的感觉我至今都还记得。正是这一次，让我坚定了自己要一直把这件事情做下去、做好，要让更多的医学生了解、敬佩、感恩这些老师们。也正是这一次，使我坚定了学医的信念，若不努力学习，若不救死扶伤，若不弘扬大医精诚，怎能报答"大体老师"们的无私奉献。

在局部解剖学课上，我面对着"大体老师"亲自动手操作，又是另一种感觉了。聆听老师的"人体解剖学第一课"，大家共同默哀，再面对"大体老师"开始操作，只有在这个时候我才真正体会到，我应该也必须怀着一颗敬畏的心去进行每一个动作，务必小心翼翼，不要弄伤、弄疼了"大体老师"。也是在这之后，当我再参加遗体捐献追思会、参加遗体捐献纪念日活动、组织遗体捐献祈福活动、与捐献者交流时，更加容易被触动、感动。

这两年来，我近距离地接触过三位遗体捐献者——黄奶奶、瞿老师和秦老师。通过参加黄奶奶和瞿老师的座谈会，我第一次认识到，躺在解剖台上的老师们其实以前都有自己的故事、自己的经历、自己的坚持。黄奶奶看似轻描淡写地讲述与疾病抗争的过程，让我敬佩。这样乐观、积极的生活态度真的给了我很大的鼓励。而瞿老师讲述他自己接触过的小故事，每一个小故事都深深地感动了我。

秦老师是我在上过局部解剖学课之后接触的第一位捐献者，也是第一次单独和捐献者面对面地聊天。看着秦老师的眼睛，听秦老师说，他选择捐献遗体是为了给医学事业做出一点贡献、完成生命最后一次奉献。他每周都要来学校坐坐，看望已经实现遗体捐献的老伴，也是为了履行自己的承诺。听他说着对老伴的不舍和思念，我忽然间对"坚贞不渝的爱情"这个词理解了。我没绷住，哭了，最后除了连声说"谢谢"，再也说不出别的。

这两年中最难过的时刻，其实是今年寒假与我感情很深的外公的一次聊天。外公有帕金森病，渐渐开始出现了幻觉，我常常看到他一脸恐惧地跟我说："你看家里有这么多人啊，你快把他们赶走。"我真的特别心疼而又无助。当有一天，外公很认真地跟我说，他死了以后要把他还可以用的器官捐出来，也要把遗体捐出来，还让我一定要好好学习，一定要做好医生的时候，我一下子泪流满面，即使现在写心得的时候，想起这件事情，我仍然红了眼眶。他其实不知道我在做这件事，不知道我接触过许多捐献者，这是他自己的想法。这时候我才发现，原来当自己身边的人说出"捐献遗体"这四个字的时候，有多不一样，有多震撼。我不能也不该跟他说不要捐，我懂得这是他想要做出的奉献，但我是真的真的不舍得。这两年，我和老师们一起努力，搞家访，办座谈会，办祈福活动，看到了越来越多的医学生们开始懂得尊重、懂得感恩、懂得对生命敬畏，我也很有成就感。

很快我就要从部长的岗位上退下来了，也不再有机会上解剖课，但我会一直保持着这颗感恩的心，参加追思会，做祈福，做一些自己力所能及的事情。这两年来所有的经历、体会对于我来说都是一种鼓舞、一种力量，让我时刻牢记，要感恩，要努力，要承担责任，让我在所有感觉自己要坚持不下去的时候重整旗鼓。我深知不能辜负像秦老师这样的捐献者们的期望，这是我的承诺，也是对所有"大体老师"的承诺。

（陈博武，2012级中医临床专业）

人体解剖学课程除了让我学习到知识之外，更重要的是，与我朝夕相处的"大体老师"让我感受到了生命的意义，让我看到了死亡以后生命的一种延续的方式。对于死亡，我的心里一直有着深深的畏惧，还记得做动物实验时，将家兔颈动脉插管后将家兔处死，注射时我的手不停地抖，眼睁睁看着家兔呼吸、心跳停止。实验结束后我哭了，在我的意识里死亡是很可怕的，是不幸的，是生命最终无力的结束，与一切消极的词语联系在一起。但是与"大体老师"朝夕相处的这些日子里，让我感受到死亡也可以是令人敬佩的，死亡也可以给生命以特别的意义。与"大体老师"的接触，是我距离死亡最近的体会，但他"教授"我知识的这些日子里，让我消除了对死亡的恐惧，我为他们选择遗体捐献的勇气感到敬佩。我或许做不到与他们同样的选择，但我对死亡不再恐惧，对生命也会更加珍惜。

感恩于"大体老师"对我的"教授"，同时也想对他们说声对不起，或许是因为我技术不熟练而造成了某种"伤害"，虽然他们不会喊痛，但是还是想说声对不起。

在这个过程中，我的收获感悟不止于写出的这些，语言还是显得有些苍白，最后真诚地道一声感谢！"大体老师"，永远是我的老师。

（高思琦，2012级中医临床专业）

　　在这个学期我参加了两次遗体告别仪式，与一位遗体捐献者进行了简单交谈。从中了解到，他们并不都非常了解成为"大体老师"后会发生些什么，有的只是为了能在走后能够对社会做一些贡献，有的文化程度高，有的文化程度低，可是这不重要。大概没有比"大体老师"还要厚、内容还要丰富的书了。结束有各种各样的方式，有雨停了，路修成，车到站，画最后一笔……而这些样式中并没有任何一种能够代表真正的结束，死亡也是同样的。有人说死即亡故，而我认为死是一个过程，亡故是一个结果，是终点，而"大体老师"就是那"活着"的死亡存在，在我们身边，在我们心中活着，存在着，致力将我们培养成优秀的医生。"大体老师"，感谢您的教导，感谢您的奉献，您永远是我们心中最棒的老师！

（钱晨，2012级中医临床专业）

　　其实上解剖课不是第一次了，以前还未踏入学校的时候，总觉得生死很遥远，当真的接触到"大体老师"的时候，又觉得生死很渺茫。不论是在动物实验室还是在解剖楼，其实当选择了医学之后，就注定要与生死打交道。感觉中的医学并不是小时候所憧憬的那么美好，其实也包含了许多"残忍"吧；但是在"残忍"之后，却又留下那么多的感动。记得有一天夜晚，我跟同伴们在解剖楼补做实验，突然有人说：啊，我看到"大体老师"的铭牌了。那一瞬间，大家都愣了神，总觉得我们的大胆是因为没有意识，没有懂得，没有感触。因为我们不知道他的名字，所以存在着这样的失真感，然而就是那一眼不经意地交会，让我们的心不由得一紧——他，有出生的时候，有死去的时候，有他的名字，他没有将在人世的最后一件外衣焚烧成灰。只因为，他将最宝贵的身躯留给了我们。我一直都觉得，可能许许多多的知识会被遗忘，但是他的冰冷，他的线条，他带给我的触感，还有他的高洁，他的献身，他那义无反顾的大爱，可能我这一辈子都忘记不掉吧！

愿以此勉励自己以及所有医学生，既然选择了这一个职业，不论它过去是怎么样，未来会变成什么样，都要恪守自己心中的净土，救人救己。

（张琛，2012级中医临床专业）

对于解剖学这门医学生必经的一课，我并没有那么恐惧，甚至有一点点期待。然而我没想到我们能做的还有这么多：上课开始与结束时对"大体老师"的默哀，还可以和他们多"说说话"，也可以给他们献一束花、写一句诗……在这样的氛围下，解剖操作的预案大概是我上大学以来最用心做的预习了，抄一遍、划一遍、想象着操作好几遍。我知道他们没有感觉，可仍然希望能少划一刀是一刀，少错一点是一点。我不认识他们，但从某种角度来说，我又是最熟悉他们的人。最后一天给他们翻身的时候，我无意间看到了他们的脸，很普通，很安详，我却感受到了极大的震撼。

我想我应该会永远记得，是他们的无言，让我们面对疾病有言；是他们的沉默，成就了我们话语的重量；他们默默承受这一切，是为了另一些生命被更好地延续。

（贾茹，2012级中医临床专业）

虽然局部解剖学这门课程学起来略微繁琐，但是我还是非常庆幸当时选择了这门课程。

在这门课上，我其实学到的更多的是人文关怀，不仅仅是对于"大体老师"发自内心的尊重，还会产生移情作用。这种同理心会延伸到临床上，会影响到我对于患者的一些人文关怀。以前，在解剖楼如果我一个人乘坐空荡荡的电梯，其实心里还是会怕，毕竟解剖楼的阴气比较重。但是，当我在解剖课上遇到临时来参观的老先生，在清明节和同学们一起举办"感恩'大体老师'，致敬遗体捐献"的团日活动时，我不再把老师们当作一具具默默不语的躯体，而是一位位为医学事业无私奉献的无言良师。他们有些人得到了家人的全力支持，也有些人在当初遭到了家人的反对，但最终得到了家人的理解，静静地躺在解剖楼里。这样一想，我为我当初稚嫩的想法感到脸红和羞愧。等我再遇到电梯灯忽明忽暗的时候，我就会想到"大体老师"们的赤诚之心，也就不会再害怕。

说到临床，我认为解剖课上的默哀仪式和感恩卡等系列环节，可以稍稍弥补医学生人文关怀意识的欠缺。虽然我们也会有人文关怀的相应课程，有见习、实习等环节，但是在我看来，我们那时学的理论课会比较多，而且到实习时会有各种能力考核，医学生们大多疲于应付，更不要说真情关怀患者了。而解剖课上的默哀、致感恩卡等环节具有仪式感，在那几分钟里，我真的能静下心来，沉浸到其中，感受内心的声音。有的时候很奇妙，感觉"大体老师"在和我对话，我说的，好像他也能听见似的。

（吴雯倩，2012级中医临床专业）

感悟：这次的解剖课程，让我受益匪浅。不仅是收获知识，更让我在人文精神上感受深刻！我依旧记得第一次拿手术刀操作时，内心的紧张使双手有点颤抖……但同时也让我对生命有了更深的理解，我觉得我们不仅仅要懂得尊重生命，更要懂得敬畏生命！我们从小受教育，要感恩社会，奉献社会，但是对于"大体老师"这样为医学奉献自己宝贵身躯的举动，我想不出一个形容词来表达自己对这种高尚的奉献与博爱精神的敬佩之情！

（武小东，2013级康复治疗学专业）

上腧穴解剖学课，是我第一次接触"大体老师"，从第一天的默哀到最后一天的告别，这段时间我对"大体老师"更多的是尊敬和敬佩。即使说人死了没有灵魂了，感觉不到疼了，但是想想我还是会很难受。见完遗体捐献志愿者黄奶奶后，我这种敬佩之情更强烈了，她的每句话都震撼着我。她说她的命是医生捡回来的，她捐献遗体的初衷之一，就是要以此感谢医生对自己的治疗。这足以看出奶奶对医生的信任，这让我由衷地感觉到我自己当初的选择是对的，我一定要成为一个良医，让更多的患者远离病痛的折磨。黄奶奶还说，医患矛盾就是缺少理解和让步，这让我理解到，以后如果成为一名医生，你的专业知识要好，你的人文关怀要更好。"大体老师"，谢谢您，您的付出让我们学到的知识更加准确，让我理解到，原来我们还可以这样做人，原来我们还可以做更多的事情。

（迪力库马尔·马坎，2013级中西医临床医学专业）

最为感动的是，在本次课程期间，老师特地安排了一位遗体捐献者黄奶奶和大家的座谈会。黄奶奶提到她十几年以来的病痛和治疗经历，特别是当她分享自己捐献的初衷是因为想报答医生的救命之恩，我真的很感动。我能感受到黄奶奶朴实语言背后的真诚，这让我在实验操作时更增加了对"大体老师"的敬重。在我眼里，他们就是普度众生的菩萨，是他们的无私奉献成就了我们。我想，感谢他们的最佳方式就是不辜负他们的付出，化感恩为学习的动力，尽我们作为一名医学生的本分。也感恩学校这样的安排。老师不仅传递了知识，而且更重要的是在人文和精神层次对学生的教育，感谢老师！

（萧菁，2013级中医学专业）

在课堂上，老师反复强调：哪怕知识最终被遗忘，在人文思想方面获得的正能量却不能被忽略，这也是这门课程的精髓所在。

记得第一次上课的时候，老师带领我们大家一起对"大体老师"进行默哀。我虽然当时稍觉这样有一点"形式主义",但也还觉得是有必要的,因而也是认真地照办。可是一周后上第二次课时,老师讲了"人体解剖学第一课"。现在惭愧地说,我当时心里是充满不以为然的,觉得这位老师怎么这么娇情,怎么对于课程内容之外的东西反复强调。

可是渐渐的,我真的发现我错了,而且,我的思想也在发生着巨大的改变。以前,同学们都会觉得晚上的解剖楼很阴森,我也一样。可是现在感觉不是这样了。这个学期自习教室搬到七号楼之后,我每天很晚从自习教室回宿舍,都要远远路过解剖楼,哪怕周围没有一个人,我也不会有不安感,甚至觉得温馨。以前听老师讲,他过去的学生说,操作过程中刀割在"大体老师"的身上,想到"他"是不是会感觉到痛,我还在想这个学生怎么这么"傲娇"。可是现在我也变得"傲娇"起来,老师做示教,我在旁边看,把手放在操作台上,不一会儿手就被操作台的冷气冰麻了。可是两位"大体老师"却在操作台里躺了三个多月,他们就不会冷吗?所有人都回家过年去了,他们依然孤单地躺在这冰冷的地方。

最后一周,我参加了那位同意以后捐献遗体的老奶奶的座谈会之后,我觉得我更加能体会到这些生前愿意捐献自己遗体者的伟大之处。

因此,在最后一课时,既应老师的要求,同时也是我自己发自内心的愿望,我给两位"老师"——"示教老师"和"操作老师"每一位都准备了一张卡片,真的很感谢他们。也许我们在他们身体上的操作还不规范,甚至有许多错误,但我觉得他们一定会原谅我们。因为在我眼中，他们的躯体是冰冷的，但灵魂却是火热的。

（吴冠锦，2013级针灸推拿学专业）

教师评论：张黎声（人体解剖学教师）

　　我喜欢你对自己的剖析，我喜欢你的"自黑"，喜欢你接地气的语言。我还清晰地记得，在参加完与遗体捐献志愿者黄奶奶座谈会的当天晚上，你和同学专门为此来我办公室，一直聊到将近夜里11点。我们谈到了遗体捐献者的动机、行为和精神，探讨了我们自身的思维和困惑。后来，我在你们上课时注意观察你的解剖操作，特别关注了你写的实验报告，写得非常认真细致。我现在还不能确认是否就是这些人文精神影响了你，但可以肯定的是：你这些细腻的人文情怀和善于反思、剖析自己的优秀品质，一定会促使你成为一个有担当的人。

　　除了课程的知识量以外，我想大家收获最多的一定是来自"大体老师"那无言的德育教诲。对我来说，从课程一开始老师介绍遗体捐献过程，到后来听了遗体捐献志愿者本人讲的故事，我感受到最多的是，人与人之间最基本的信任。还记得在"人体解剖学第一课"中介绍遗体捐献者时，曾有一张照片让我印象深刻——一些捐献者参观我们的解剖楼，还笑着说："这是我们以后要来的地方，我们得来看看。看到这儿这么好，我们也就放心了。"短短几句话，却透露着一种信息——我们被信任着、认可着。遗体捐献志愿者黄奶奶在讲述自己的故事时也曾说："我总是相信医生的，医生总是会为我好的。"因着一种联系——或是情感，或是职业，或是身份，而产生的一种无条件的信任，这是多温暖的一件事，人与人之间不就本该这么信赖着、依靠着走完一生吗？

也许，正是人海中星星点点的温情点燃了他们，无论是"大体老师"们还是捐献者们。而这种冲开思想的桎梏、奉献自己的精神，我是怎么都感叹不完。

（吴明玥，2013级针灸推拿学专业）

我相信，这样的"人体解剖学第一课"，任何人听了一次，便不会忘记。从来没有哪个30分钟的课程内容，让我的课堂吸收率如此之高，让我的灵魂受到如此猛烈的冲击和震撼。甚至我到现在还能记住PPT中的每幅图片，里面的人物说过的每一句话，传递过来的每一种思想。"人体解剖学第一课"，因各种机缘，我前前后后一共听了4次，其中有一次还是和教育部、上海市领导一起在教室听的。半年的解剖实验课，使知识走进我们的脑海里，更让那份"大体老师"的高尚、使命感化入了每一个医学生的心里。

"医学的进步，是无数人的血和生命换来的"，这一句话在局解的实验室里留下的已经不只是震撼。每当想起学姐写的那句"我不知道您是谁，但我知道您为了谁，您让我们知道我们以后要为了谁"，每当想起那位决定要捐献遗体的老人每周来看老伴的身影，每当想到那位在解剖楼工作多年的阿姨咨询捐献遗体的那一刻，心口便是一堵。从面向"大体老师"默哀的那一刻起，我便发现，仿佛自己的命运已经与这些神圣的灵魂交织在了一起。他们用自己的身体给医学提供了进步的阶梯，却也时刻提醒着我们肩上所担负的责任。与一般的默哀中蕴含的"哀"不同，在面对"大体老师"时，我感到的是一种神圣。

我们经历了，便永远铭记。医生是最接近生死的群体，可是，我们还太年轻，每当谈到生死之时，总会感慨万千，生死，终究是看不淡的门槛。在生死面前，有人逃避，有人承担。没有接触到生命，就不会知道生命逝去的那一刹那，是多么地不舍和珍贵。此时，我想说出感恩的话语，却已是哽咽。有人说过，人生在世，必有使命令人为之追寻不止。"大体老师"，您延伸了自己的使命，我们的确不知道您的名字，但是我们明白您给予这世界的大爱，我希望能有一天可以对天堂的您大声呼喊：您给予这世间的爱，由我们来守护；你们的信念，由我们医学生来继承；你们的使命，我们用一生来还！

（思璎桀，2013级中医临床专业）

在成为医学生之前，"解剖"这个名词对我和我身边的家人、朋友来说，可能只是意味着"福尔马林的味道""你会不会害怕啊"这些自己臆测出的场景。然而事实上，在真正地接触解剖，尤其是上过"人体解剖学第一课"之后，这些想法都已经消失，取而代之的只有感恩和敬畏。

记得在2015年12月31日的时候，因为是新年前的最后一天，也是最后一节课，正巧是局解课，听任课老师讲了很多个故事。有那位一直来看望老伴的老爷爷的故事，有离我们很近的扫地阿姨的故事。有很多很多的故事，无论什么时候说出来，都会让人有流泪的冲动。还记得在很早之前，听老师说，有一位老奶奶来解剖楼参观，笑着说："我是来看看我未来的家。"这句话我一直记着。当我在做实验的时候，这些故事中的人物事迹时刻鞭策着自己：要努力学习知识，才能让这些老师的付出和奉献获得应有的价值。

另外，从课前的默哀，到送别"大体老师"，一次次的经历让我感觉到，人是需要一点"仪式感"的，正如人是需要敬畏感的一样。作为一个刚入门的医学生，我认为最应该敬畏的就是生命。医学的最终目的就是治病救人，追求更久、更健康的生命。敬畏生命，是一个永恒的主题。有些东西并不是形式主义，而是必要的对人的情操培养和必需的心灵鞭策。

（徐澂，2013级中医临床专业）

虽然不是第一次接触"大体老师"，但是因为每次上系统解剖实验课的时候都还是不能克服心理障碍，基本没怎么动过手，只是在旁边看，于是心怀忐忑地选了这一门课。第一次上课听了一遍老师讲的"人体解剖学第一课"，被老师因几次空调吹的"迎风泪"的故事所感动，更多的是重新认识了人性之善。这种善良和无私体现在我们解剖学的启蒙老师，让我克服了内心的障碍，怀着崇敬和敬畏之情去看待"大体老师"。深知感恩的方式就是心无杂念地认真学好这门课程，为求医之路打好基础，成为一名好的医生，服务于社会。

（罗月，2013级中医临床专业）

　　完成了将近一个学期的局部解剖课程，既学到了很多课本上的知识，也明白了很多课本上学不到的道理。真的很感谢张黎声老师和肖学姐的悉心教导，以及组员一起学习进步的氛围。我想，过了几年之后也许我已经记不清楚某条神经的具体走行，但是有句话我一定永远也不会忘记："我不知道您是谁，但我知道您为了谁，您让我们知道我们以后要为了谁。"从第一堂课起，对于"大体老师"的感恩和敬畏就深深印刻在了我的脑海中。不管是老师给我们讲述打扫卫生的阿姨来询问遗体捐献的事，还是每个周末会来"看望"老伴的老爷爷，他们的故事都给了我极大的震撼和感动。从这节课以后，面对"大体老师"，就不再是恐惧的心理，而是满怀着感激和崇敬之情。我也觉得很幸运，后来在课上亲自参与了迎接一位"大体老师"的仪式，献上的每一朵鲜花都代表了我们每个人发自内心的感激。这样的人文关怀的培养是我们需要的，也是我们将来踏上临床工作，处理医患关系，所必需的极为重要的一种品格。

（沈楠，2013级中医临床专业）

助教评论：肖珊（学生）

　　我是局部解剖学和腧穴解剖学课程TA（助教），负责协助老师批改和点评你们的实验报告，可以说每篇报告都要经过我的手。在批改时，除了赞叹你们在学业中的努力和收获，我还特别喜欢看你们写在"心得体会"栏目中有关人文方面的感想和顿悟，回忆着与你们一起经历的这些仪式以及学习过程中的感动和思考。我见证了你们每一位同学在课程中的成长和感悟。尽管这些文字我早已经熟悉，但在参与编辑这本书的过程中，再次感到又经历了一次心灵的洗礼。

作为TA，我和老师一起理性地解读着同学们日益成熟的心路历程。作为师姐，我与你们一样，在不断汲取"大体老师"大爱的过程中思考着未来行医道路上的责任。

局部解剖学是我进入大学后，截至目前实际操作最多的一门课程。以前上课都只是看看教科书上的描述，偶有彩色图谱或示意图。学习系统解剖学时，也仅能透过书本和图谱来臆测人体内的肌肉、血管和神经的分布走向。这次透过"大体老师"的教导，让我对人体有了更深一层的体会。从某方面来说，这种经历让我真正成为一名医学生。

我印象特别深刻的是关于"大体老师"这个概念。有一次刚开始上课时，授课老师讲了一个关于大体捐献的老奶奶和老爷爷的故事，那位老爷爷每个周日都会来学校的解剖楼坐着，老爷爷说他在陪老伴。之后得知老爷爷的老伴是一位已经过世的大体捐献者，捐献到上海中医药大学，而老爷爷也已经签了遗体捐献志愿书。讲到这时，授课老师已眼眶泛红，我也差点忍不住自己的泪水，恨不得我在现场，冲上去给老爷爷一个拥抱。我十分感谢授课老师每堂课中生动活泼的讲解，其上课的方式不像传统的应试教育，而是注重引导学生思考，训练学生用哲学观念来解读每一个现象背后的意义。另外，我也非常感恩"大体老师"无私的奉献。一开始上这门课时，我以为只有一位老师教导我们解剖，但在即将结束时，我已经从心底感受到"大体老师"一直都在无声地教导着我们。我觉得这门课我收获的不只是外在的解剖学知识，还有如何内化学问的方法，以及人文关怀，也就是爱。在课程中，"大体老师"仿佛一直教导着我们如何感恩，最后感谢"大体老师"和授课老师，在此感恩之中，我也清晰地认识到了自己的责任。

（连哲铭，2014级中医学专业）

在课程结束之后，回想起来，最难能可贵的是，老师在讲解知识的同时，还十分注意人文教育——"人体解剖学第一课"，开始操作前的默哀，课程结束后的感恩仪式。第一次见到"大体老师"时，不免有畏惧感，但随着时间的推移，敬佩之情日益增加。我不知"大体老师"是以怎样的崇高的思想、开放的理念来面对当初那份遗体捐献书。相信"大体老师"的夙愿，也是为了医学，为了科研，更是为了我们。"大体老师"用平凡生命最后的闪光，将医学之路照亮。作为一名医学生的我，也不见得能有此觉悟。"大体老师"是我这辈子最特别的老师，在授课的过程中，对我们不打、不骂、没有生气、更没有怨言，只要是我们想学的，只要是解剖刀可以到达的地方，他们都无私不喊疼地任我们在他身上比划，然后将宝贵的人体知识以更加直观的形式传递到我们的手上，烙印在我们的脑海。我们深感遗憾，因为没有机会对"大体老师"说声"谢谢"。

虽然，在课程结束后，我仍然未见到那些伏行于分肉之间的经脉，或许是真的深而不见，但我还是十分感激老师上课时深情的演讲和"大体老师"无私的奉献。虽然"大体老师"无声，但是在这无声中他们改变了我的世界观和价值观。最后感谢"大体老师"的无私奉献，我定会努力学习，绝不辜负老师们的大爱付出。

（管熔，2014级针灸推拿学专业＜专升本＞）

我平时喜欢看一些哲学类的书籍，对死亡文化也比较关注，所以我对"大体老师"的敬意更深了一层。按照心理学家欧文·亚隆的说法，死亡如同一块石头投入水中，激起的涟漪或大或小，但终将归于平静。无疑，"大体老师"们激起的涟漪是比凡人们要大的，因为他们在生命的最后一刻，以最直接的方式，奉献自我，化身为传递人类智慧与文明的火炬，为我们照亮探索知识的道路。在此，我引用并稍稍修改一下泰戈尔的名句，作为我对"大体老师"感恩和承诺的话语：以汝秋叶之静美，唤吾夏花之绚烂！

（顾九馥，2014级中西医结合临床专业硕士研究生）

……与此同时，我们应该感谢"大体老师"，特附上对"大体老师"的感谢信于本实验报告之后，激励自己努力学习，为今后在临床上更多更好地为患者减轻病痛而服务。

尊敬的"大体老师"：您好！

当您第一次呈现在我们面前，您的"无言"让我震慑。这种相遇方式让我们始料未及，纵然这般无言淡漠了交流，隔绝了凝望，也只是属于此刻学生和老师之间最特殊的相处方式。

打开拉链的那一刻，我竟心头一紧，三分钟的低头默哀让我想到了很多，关于人生、关于生死、关于您去往的另一个世界，不自觉眼眶里的湿润汇集洒落出来，那是一种对绝望的无助，也是对生老病死的无奈，但更多的是被您感动。一个人已经离开了，到底还能留下什么？古人说"入土为安"。若谁在一个人死后还去动这个人，那就是大不敬。这些您都能接受，是您告诉我纵然"千刀万剐"，也要为培养一代优秀的医学人才贡献自己的力量。这是多么伟大的举动，这是需要多么大的勇气才能做出的抉择。

无言，是这一季我们和您的交流方式，双方的沉默，我们埋头比划，您的大胆展示。你来我往，解答一个个疑问，探索一个个真理。总有千般情，一分是感动，二分是敬畏，三分是感恩，四分是思考我们应担负的责任。我甚至忘了我为何身处您的身边，您大概也忘了为何会平躺这里，此景依然触目惊心，黯然神伤，却又豁然开朗，柳暗花明。

课程今天就要结束了。此刻请让我为您点亮一束光亮，愿您一路走好！纵然到最后您也未能看我一眼，我却深深地把您印在我的心间，这般默默无闻却又那么响亮、通透和清脆。时时警醒，刻刻叮咛，终于只剩一句感谢！就算微不足道，却也唯有这微不足道的感谢，才能表达我们内心深深的感恩之情。

您的学生

2014 年 12 月 26 日

（黄海，2014 级中医外科学专业硕士研究生）

上课期间，很荣幸参加了一位王奶奶的遗体捐献仪式。我本来就特别感性，当看到最后王奶奶家人痛哭不已，不肯离去的时候，我的眼泪也止不住掉下来。我觉得，那仿佛也就是我的亲人，我以后再也见不到了。因此我在最后一次课送别"大体老师"的时候，花了两个小时，亲手制作和绘画了心形的感恩卡，感谢"大体老师"的无私和伟大！

"大体老师"，您是一本活的教科书，默默地教授我知识；您是一座生命的丰碑，指引着我的学医之路。起初曾经惧怕过冰冷的您，但现在我常会想象您生前慈祥的笑脸，是您的无私和豁达为我们铺平了艰难的医学之路，我仿佛能触摸到您冰冷身体下那颗温暖的心。从来没有像现在这么无惧"死亡"，因为您只是换了一种方式"活"在我们身边。

感谢您！"大体老师"！我会永怀一颗感恩的心，努力成为优秀的白衣天使，去帮助更多的人。

（王雪菲，2014级中西医结合临床硕士研究生）

老师的"人体解剖学第一课"让我触动很深。以前上解剖课的时候，我面对"大体老师"总是怀着内疚的心情，自从上过"人体解剖学第一课"后，我更多怀着的是敬畏与感恩之情。课后我也查阅了有关"大体老师"的报道，有一位"大体老师"留下了这样的心愿："一般人生病到医院挨的那一刀，为的是保住自己性命；而我身上所挨的每一刀，也许可以救活好多条人命！"前一周的解剖课更是有幸参加了一位"大体老师"的追悼会。"大体老师"遗像上灿烂的笑容映着两旁"阖然长逝捐遗体，贡献医学永不朽"的挽联，这一幕深深地印在了我的脑海中。"大体老师"不仅让我们学习到了专业知识，更是让我们从他们身上学到了无私奉献的高尚品质，让我们拥有一颗感恩的心。作为一名医学生，我们不该辜负每一位"大体老师"为我们的付出，用实际行动报答每一位"大体老师"的大恩！

（周映帆，2014级针灸推拿学硕士研究生）

如果能在大学时有这样的课堂经历，我们对临床课程的学习会有更深刻的认识，对医学人文关怀能有切身的体会，对生命的敬畏之情会督促我们谨记责任。上海中医药大学的解剖课程设置以及相关的人文传递工作做得很好，希望能给兄弟院校提供一些经验和指导，让更多的医学生在初入医学殿堂时便能有更深刻的体会和使命感。

想对"大体老师"说：您默默无言，任凭我们在您身上手术而无悔无怨，交由我们剖析学习。我不知道您的名字，未曾目睹您的容颜，可我会记得您躯体的血脉，会赞叹您博大的胸怀，会感恩您无私的奉献。操作前默哀时想了很多，我想您去到的另一个世界，一定不会再有疾病和痛苦，善良的人会得到更多的关爱；我想我们肩上背负着沉甸甸的责任，那些生者的期盼和亡者的寄托；我想将来有一天我能站在手术台上为患者减轻痛苦，一定会想起今日的第一次"主刀"。大爱无言，感恩良师，生命的希望和力量在奉献中熠熠生辉。

（董丽琴，2015级中医外科学专业硕士研究生）

当我闭着眼睛轻轻地用手触碰到"大体老师"的那一瞬间，我哭了，因为那个温度我很熟悉。当年我最爱的姥姥走时，抱着她时的温度就是这样的，刺骨的凉，让我感觉不到一点生机。记得家人们当时还说不要挨姥姥那么近，但我不听，我就一直紧紧抓着姥姥的手，我多么希望我可以把她的手暖热，虽然知道那只是幻想。说来也奇怪，此时我对"大体老师"不再感觉那么害怕了，告诫我自己，只有认真地进行操作，记住自己所触碰的每一根神经、每一块肌肉，我才能帮助这位无名的"大体老师"实现他的价值及他亲人的期许。无言的"大体老师"，我们虽素未谋面，可我却在您去向另一个世界的道路上与您相知，能在最后替您的家人送您一程，我深感荣幸。很想要告诉您：您经历了我们对您身体的手术，我们必以储备扎实的医学知识回报您，必以减少患者的痛苦为己任。

您无声，却伟大，您无声，却贡献。

（宋宇锦，2015级中医工程学专业硕士研究生）

能够亲自在"大体老师"身上进行手术操作，最先感到的不是兴奋，而是神圣，为"大体老师"的伟大精神所折服。表情凝重地看了前面那么多同学的操作，等真的轮到自己时，慌了。我既不担心器械使用方式不对被老师"敲"，也不担心因操作慢而要干到晚上，而是担心，面对这么神圣的"大体老师"，我能做好自己的本分吗？若我做不好，怎么办？感觉如果做不好，愧对自己的良知。

今天是最后一次课，送别"大体老师"离开，献花并写上感恩语。我的心情十分复杂，不很记得自己写了什么，只记得写了两个感谢、一个感恩。我感觉这语言是苍白无力的，重要的还是自己心里的那份尊崇与敬畏。和"大体老师"相伴了这么长时间，虽然我不知道他是谁，他也不会和我说话，但是他的奉献与合作才让我们收获了许多，让我们懂得许多，让我们感恩一切。就像一个伙伴要离我而去一样，我发自内心地舍不得，而又留不住，感觉是很难受的，想起来，鼻子还是酸。默哀的时候，脑子还是一片空白，不愿去想"大体老师"要离开了，以后就没有局部解剖学课了，只有将自己的深沉化作对"大体老师"的敬畏，而低下头用心去默哀。

不能再写了，再写情绪就要控制不住了。感恩"大体老师"，我会记住这段时间的共处，把它当作一段宝贵的记忆，深深地埋藏在自己的心底。可能今后遇到了什么事，还会回忆起这段让人刻骨铭心的经历吧。感恩！敬畏！责任！一定会与我的血液融在一起的。

（郭晟，2015级针推骨伤学专业硕士研究生）

虽然这是一门自然科学课程，但从中获得了人文素养的熏陶和锻炼，将远远超过单纯的知识积累，使我受益匪浅。医学不仅仅只关注人的自然属性，更不能忽视的是人的社会属性。可能医生服务态度的差别，是从一开始就因为人文理念的差别导致的。尤其是我们中医，最注重的是病的人，而不是人的病。如果在医生眼中，患者只是如同机器一样的存在，只是自己获取利润的工具，那医患关系和谐的可能性将大大降低。很多医学生甚至包括一些医生眼中，医学只剩下冷冰冰的知识、繁多的考试，而忘记了这是一门关于人的学问。医学院的教育不应该只是单纯的知识灌输和技能培养，更重要的是人文理念的传播和道德品质的养成，后者能帮助医学生理解关于人的学问，以便更好地去服务他人。当今医患关系紧张，引起这个现象的原因是多方面的，其中与人文精神的缺失十分有关。不仅仅是医学领域，其他领域也存在人文精神的缺失。但是在这间小小的解剖教室，我看到了人性的光芒。

（谢冬阳，2015级中西医结合康复专业）

　　第一次听到"大体老师"这个称呼，是在局部解剖学的课堂上。我当时不理解为何要叫"大体老师"，还特意搜索了"大体老师"的定义。这些遗体捐献者的躯体，让医学生们掌握了丰富的人体基本知识，使学生们感受到救死扶伤的深刻内涵。这些遗体是医学生第一个手术的"患者"，也是医学生的老师，他们被尊称为"无语良师"，亦被尊称为"大体老师"。在授课老师给我们讲述关于遗体捐献的人文课时，我对于每一位成为或者愿意成为"大体老师"的人感到由衷地敬佩。男人不能轻易流泪，但在那堂课上，我的眼眶里有过潮起潮落。不是每一个人都有勇气签下志愿捐献书的，也不是每一个人都愿意去这么做的。我动容的是他们面对遗体捐献时的平静，面对生活的乐观，以及为了医学未来发展所表现出的义不容辞。脑海中出现的是盘古，生前开天辟地，生后化作万物。因此当第一次开始解剖操作之前，我站在"大体老师"面前，心中由衷地表示了敬意。

而在整个解剖操作过程中，给我最大的感触是"平静"，"大体老师"安静地睡在那里，而传递给我的平静，使我能在操作过程中保持专注。能在这么浮躁的年代安安静静地专心地去完成一件事情，非常之难得。

最后要说的是，每当下课我走出解剖楼，都会有一种生活其实挺美好的感觉。

（赵满忱，2015级中医外科学脉管病科硕士研究生）

其实令人印象最深刻的不仅是老师的解惑，那份人文情怀更让人动容。在本科阶段的解剖学课堂上虽也有对于遗体捐献表示的尊重，但在本次局部解剖的课堂上，"大体老师"四个字更深入人心，更包含了医学人文关怀和对生命的尊重。正是各位"大体老师"的无私奉献才让医学生有了更直观的感受，更深入的了解，更准确的剖析。先人的奉献成就今人的事业，今人的事业造福后世的人类。医学发展到今天，仍对许许多多疑难杂症束手无策，每一位"大体老师"都是推进医学发展的垫脚石，我们将铭记于心。

（李匀博，2015级康复专业硕士研究生）

这门课程让我印象最深的，当属"人体解剖学第一课"。在讲到徐欣毅师兄的故事时，我看到老师的眼睛湿润了，男人是不轻易流泪的，尤其是经历过沧桑的男人。张老师转述徐师兄母亲的原话，讲了一半卡住了。如果他说出来，只要是有感情的人，都一定会忍不住流泪。我不敢去思考，如果换了自己，是否也愿意为了医学事业奉献自己的一切？或许人生没到那一步，是无论如何做不了这样的决定的！所以徐师兄是伟大的！而他的母亲更是伟大而无私的！

想来也巧，感恩节的这天写到这里，那就致以我深深的祝福，给您、给师兄，还有那些静美的"秋叶"！

（陆冰，2015级针灸推拿专业硕士研究生）

教师评论：邵水金（人体解剖学教研室主任）

医学是最具人文精神的学科之一，人体解剖学是医学生必修的一门专业基础课。我们解剖学教研室近年来积极开展系列人文活动，注重对学生进行人文精神的培养。同学们在解剖操作实践过程中的认真态度和行为，记录自己所获得人文体验的心得体会，悉心写给"大体老师"的感恩卡，特别是我校研究生徐欣毅同学将遗体捐献给母校医学事业的大爱之举，也让我和同学们一样，心灵受到了深深震撼，灵魂得到了再次洗礼，"感恩、奉献、敬畏和责任"也逐渐成为我们解剖学教师的情怀，更加坚信了医学事业的神圣与伟大，体会到作为医学教师、特别是解剖教师的光荣与自豪。同学们，让我们怀揣感恩之心，坚守奉献之念，大医精诚之志，为医学事业的发展和人类身心健康而肩负起应有的责任！

这是第一次在"大体老师"身上进行解剖实践，也可能是

我人生中唯一一次机会，能够如此真实而深入地感受人体结构。再多的理论都抵不过一次实践，让我从知识层面对人体有了更直观的认知，但是感觉收获最多的还是精神上的洗礼。我们总说每一项伟大的成就都是站在巨人的肩膀上，那么在解剖课上，"大体老师"就是这些托起我们的巨人，不言不语，用最简单最朴实的方式将自己的所有呈现于我们面前，您倾囊相授，我们必不负重托。

（臧赢君，2015级中西医结合临床硕士研究生）

　　在老师讲过这些"大体老师"的事迹之后，我自己认真思考过，以后我是不是也能够像这些"大体老师"一样，把自己无私地奉献给医学事业。然而我惭愧地发现，我很有可能是做不到的，这就让我对这些"大体老师"们更加敬佩了。因为我们国家"入土为安"的传统观念，遗体捐献并非多数人能够接受的选择，这需要很大的勇气和奉献精神，不只是"大体老师"本人，还有"大体老师"的家人。在此，我想再一次表达我对这些"大体老师"的敬意，感谢他们为了人类医学做出的无私奉献。人海茫茫，沧海桑田，我们每个人在亿万年的时光中渺小得就像一粒尘埃，百年之后就不会有人再记得我们。但是从此以后，我都会记得，这个世界上曾有这样一群人，他们做出了很多人无法做出的选择，却是为了别人。谢谢您，"大体老师"！

（李清丽，2015级中医心血管内科硕士研究生）

　　在本科修正常人体解剖学课程的时候我也接触过"大体老师"，但当时只限于观察，不能动手操作，也没有什么太多的感想。这次在亲自动手操作的过程中，我们不仅学到了知识，而且这知识我们背了多少年，到现在才真正地掌握，也不得不由衷地佩服"大体老师"的无私奉献和伟大。特别是当老师讲到捐献者来到这里看他们未来的家时，我的泪水伴随着沉重的心情在心里流淌。我是一个不喜欢悲伤的人，但当感受到"大体老师"的这种无私、这种伟大，真的是抑制不住泪水的流淌。"大体老师"真的是牺牲了自己来为医学做贡献，他们知道自己以后面对的是什么，还是义无反顾地选择奉献。在课堂上每次开始学习前，在心里默默感谢"大体老师"真的是很有必要的，我们即使感谢上千次万次都不以为多。感谢"大体老师"，你们是无私的园丁，教给我们知识，更感谢"大体老师"对医学的无私和奉献，陪伴我们走在医学的道路上。我想，你们值得被称为是最美的人。

（陈苹华，2015级中西医结合康复专业研究生）

　　最后，我要对"大体老师"致敬，他们有勇气将自己的身躯无偿捐献给医疗工作者，这不是一般人能做到的。特别是在第二节课老师给我们讲那些愿意无偿捐献身躯者的故事的时候，我更是感触颇深。给我印象深刻的是一位身患多种癌症仍面带微笑和学生谈话、交朋友的奶奶，以及一位刚考上研究生却因白血病去世的学长。他们都是伟大的人，是值得我们敬佩的人。"我不知道您是谁，但我知道您为了谁，您让我们知道我们以后要为了谁。"谢谢"大体老师",让我们知道了,我们要努力帮助那些需要帮助的人们,谢谢你们,向你们致敬!

(彭玲玲,2015级针灸推拿学专业研究生)

还记得那天,我们与一些80多岁高龄的遗体捐献登记者在一起面对面地座谈,感触良多。他们将是我们学弟学妹们未来的"大体老师"。然而现在他们却亲切地坐在我们的面前,和我们讲述自己的故事,聊着对我们的希望。他们为了医学事业的发展,无私地献出自己的身躯,他们有着开阔的眼界和高尚的情怀。有位老人说:"人死了无非是尘归尘,土归土,既然如此,又为什么不让我的身体在死后继续发挥作用呢?"还有位老人说:"我的前妻也是医务工作者,在唐山大地震时,因抢救病人进行口对口人工呼吸,不幸被传染了而去世,我想继续接过前妻的接力棒,支持祖国的医疗事业。"还有个老人说:"我不介意你们对我的身体做任何事情,只要对你们的学习有帮助就可以了。"正是因为有许许多多无私奉献不求回报的遗体捐献者,才能有医学事业的更高发展。我们感恩这些遗体捐献者,我们缅怀那些"大体老师"。这是一堂有着特殊意义的课,我学到了太多。我想用两句诗进行总结:

不需要你认识我,不渴望你知道我,我把青春融进祖国江河。

不需要你歌颂我,不渴望你报答我,我把身体献给医学事业。

(王尉荧,2015级中医学专业)

我曾经在清明节和几位老人一同参加"感恩·缅怀"活动。他们的年龄都超过了80岁，有的当过兵，有的是知识分子，有的是退休工人，有的孙女还是我们的校友……身兼几种身份，怀揣几家心事，但他们的共同身份是遗体捐献登记者。

几位老人和我们随意聊着，一个个精神丰沛，跟我们分享着生活理念，谈论他们简单却不平凡的精彩人生。我非常钦佩这几位老人，他们做出决定——选择遗体捐献。

他们对生活的态度是非常积极、阳光的，他们经历了困难年代，对很多事情都看得很开，对于身后事的处理很是豁达。他们是无私的，他们虽是高龄者，但仍不忘为这个国家、为医学事业贡献出自己的一份力量。只是为了我们能够获得更精湛的技术，今后更少地在患者身上犯错，而毫不在意自己逝去后身上会多出许多伤口。他们淡淡地表述着选择遗体捐献的原因以及对我们的期望："你们都是医学生，你们可以根据需要对我们的身体进行解剖，千刀万刀都可以，只要对你们学医有帮助，只要你们对国家有贡献！"这是一位当过兵的爷爷对我们的叮嘱。或许他仍旧带着对于遗体捐献后的一丝忐忑和不安，但更多的是对我们的期望，对国家的回报。更令人惊讶的是，这位老人的儿子也抱有遗体捐献的想法。这多么需要对于生前身后事的无畏的精神和决然的勇气！我虽然是一名中医学生，但我对于医学贡献的觉悟还不足以支撑我遗体捐献的信念。他们是一群勇士，他们的精神将会永远激励着我勇往直前。

"我不知道您是谁，但我知道您为了谁，您让我们知道我们以后要为了谁。"借上面学姐的话，希望所有的医学生都能善待、尊敬遗体捐献者和"大体老师"，都不辜负他们的期望，都怀有为医学事业做出贡献的决心并且付诸实际行动。

（王璐，2015级中医学专业）

教师评论：孙鸿杰（基础医学院党委副书记）

作家弗格森曾经说过一句话："谁也无法说服他人改变，因为我们每个人都守着一扇只能从内开启的改变之门，不论动之以情或晓之以理，我们都不能替别人开门。"看着人体解剖学课程中学生写在实验报告中的心得体会，深感触动。从事学生思想政治教育十多年的我，从来没有想象到，在一门专业课程当中，通过老师有意识地凝练和挖掘课程中的人文内涵，会对学生产生如此大的影响。可以说人体解剖学教学团队所做的一切堪称打开学生们心灵的一把钥匙，将"大体老师"的大爱默默地送进学生的心扉和灵魂。

这把钥匙也为同学们成长为具有高尚医德的中医药事业接班人奠定了良好的基础，希望每位同学都能用心体会，用行动去表达，未来做一名受人尊敬的中医人。

兴许是因为年老，"大体老师"显得苍白又瘦弱，她的背有些弯，她的皮肤有些褶皱、有些发白、有点冰冷。时不时地，我会神游，我会忍不住想，她生前是怎样的人，又是因为什么走向了死亡。看着她苍老的皱纹，我想起了曾祖母，她去世的

年龄和这位"大体老师"差不多。我还依稀记得，在曾祖母的最后几年，她的耳朵已经听不太清，眼睛也糊了，总爱搬个椅子晒着太阳，在晚辈们嬉闹的时候像个旁观者一样静静看着、微笑着。亲爱的"大体老师"，是不是人到了一定的年纪，就会明白，这世上有许多事比坦然地接受死亡更重要。

我曾在急诊室看到许许多多虚弱的人，有的靠着氧气机微弱地呼吸着，有的因为太疼痛忍不住呻吟着。我也曾路过龙华医院肿瘤科，即使快接近下班时间，依然有不少人攥着病历本排着队，或许对于他们中的许多人来说，这是他们还尚存的一点点希望。是啊，当死亡的恐惧来临，尽力保全自己的生命是毫无疑问的选择。因此我敬佩您，亲爱的"大体老师"，用无尽的爱与奉献去化解死亡迫近时的恐惧与不安，用有限的生命去完成无限的人类事业，这是您教会我的。

解剖室里陈列着一些器官，有的是健康的，有的是病变的，有老人的，有小孩的，还有青壮年的——你看，死神下手时从不挑选他的对象。有些病变只是令人不适，而有些病变则是致命的——他们还未享受完这世界的美好，却迫不得已被带入另一个世界。于我而言，那些器官不只是供医学生学习的标本，也是提醒，提醒我要敬畏生命，不仅是患者的生命，也包括自己的生命。亲爱的"大体老师"，热爱生命、敬畏生命、珍惜生命，这也是您教会我的。

［李一璇，2016级中医学专业（5+3一体化，针灸推拿英语方向）］

腧穴解剖学课程是一门辛苦但颇具意义的课。从第一节课开始，这门课程便深深地触动了我的心，让我知道了这门课、这个专业乃至我们职业的神圣性。治病必求于本，而这个本就是人。脱离了人去谈医学，去谈治病去疾，那都是空话。因为我们要救的是人，所以我们需要了解的也是人。而第一节课我便有幸参加了"大体老师"的追悼仪式。仪式上，我看到了一位位家属的悲痛欲绝，也看到了"大体老师"那颗无私广博的仁心。他不是医生，但他间接教出了一批未来的医生苗子。他不是老师，但他献出了他的身体为我们讲学，帮助我们探索那些老师不能用言语描绘清楚的知识细节。他虽然离世了，但他的精神意志和仁爱将久久地影响着身边的人。虽然他没能延续生命的长度，但他成功地拓展了生命的宽度。

记得有一次我做操作助手，我扶着"大体老师"的上肢使它外展以便主刀同学操作。我握着她的手，感觉她并未离我们远去，好像就在我们身边一样。这使我更加小心谨慎，不敢逾越雷池半步。但除了敬畏以外，她的手还让我想起了我已逝的太婆，使我在寒冷的解剖室中感到一股温暖和亲切。

结课那天，我们集体向"大体老师"献上洁白的菊花。默哀的同时，我也在心里默读着献给"大体老师"的一首诗：

敞怀置腑见心诚，身绊灵躯久蕴真。

仁心济世吾从汝，去病悬壶自在吾。

[张桁，2016级中医学专业（5+3一体化，针灸推拿英语方向）]

每一次走进解剖实验室，我心中对"大体老师"的崇敬就多增加一份。中国人历来崇尚传统，受"身体发肤，受之父母，不敢毁伤，孝之始也""入土为安"等传统思想的影响，多数人不大自愿接受遗体捐献。我们的"大体老师"大多是古稀之年的老人，他们的传统观念应该比中青年人更加根深蒂固，但是他们却选择在生命结束之时为医学完全交付自己的身体，帮助医学生更好地了解人体解剖的奥秘，这样的决定更加彰显"大体老师"们的无私与伟大。所以，我们在"大体老师"身上开出的每一刀都应该对得起"大体老师"对我们的信任，都应该步步谨慎、时时感激。

在本学期课程开始之前，我还并不了解我们的这位"大体老师"是一位什么样的人，不了解她的经历和过往人生。但是，当课程接近尾声，我越来越确定，她是一位纯粹的人、有爱的人，她义无反顾地做出捐献遗体的决定，为自己的人生画上圆满的句点。感念于这份大爱，我一定会将它深埋心中，作为我学习和以后人生道路上的动力。

除此之外，解剖学课程让我感触颇深的一点就是，我从中感受到了生命的厚度和责任的分量。老师给我们介绍"大体老师"的身份和自愿签署捐赠协议的情况，让我对这几位"大体老师"感到由衷敬佩，这份尊敬之意很快化为了不能辜负"大体老师"期待的责任感。我突然由此感受到了医道传承之路上的奉献与大爱。在实验过程中，我能感受到手术器械冰冷而锋利，人体的组织结构却如此精密而脆弱。生命的价值无法估量，我们作为未来的医务工作者，责任重大，使命光荣。感谢敬爱的"大体老师"，祝好！愿这场相遇，不负时光。

［夏竞纯，2016级中医学专业（5+3一体化，针灸推拿英语方向）］

第一次腧穴解剖学课，我们有幸参加了一位"大体老师"的告别仪式，站在"大体老师"的亲属面前，看着他们一个个悲伤的面庞，我感受到我们肩上的责任。看着"大体老师"安详的面容，以及被鲜花覆盖的身躯，我的心情久久不能平静。自此，每次解剖操作之前进行的默哀，我的脑海里总是闪现出这个画面，这也使得我更加认真专注。课上，我们认真学习解剖器械的规范应用与解剖操作的方法，不敢漏掉一丝一毫。解剖操作前我们认真预习，希望能在解剖时有更大的收获。但实际操作时，我们遇到了许多意想不到的困难，第一次解剖时生硬的操作让我险些失去信心。但我依然没有放弃，因为我拥有了信念，而这信念不仅仅依靠自己，也来自默默奉献的"大体老师"。

"有的人死了，他还活着"，"大体老师"们用他们最后的身躯为我们的医学生涯助力。曾经我以为，捐献遗体有什么难的，反正我死了之后什么也都不知道，但是我不知道的是，他们的家人将要承受着怎样的痛苦。

记得有一次一个同学问，有活着的"大体老师"吗？当时身边的同学都不知如何作答。而现在我想对那位同学说，"大体老师"永远都是活着的，活在我们心里。

于我们而言，这是一次难忘的宝贵的经历，照亮了我们前进的路；于"大体老师"而言，这是希望的传递，生命的延续，爱的传递，更是对我们的期望。

（王燕妮，2017级针灸推拿学专业）

教师评论：丁晓露（学校红十字会办公室主任）

由于工作的缘故，我是与遗体捐献者以及他们亲属接触最多的人。值得庆幸的是，我们微不足道的服务，得到了他们的肯定。在与这个群体的接触中，充分感受到他们可亲、可爱、可敬、可赞，感受到他们对医学生的殷切期望。我和同学们一样，在接触这些遗体捐献者及其亲属的过程中，心灵受到了一次次的洗礼、净化。我也见证了同学们在他们的激励之下，常怀感恩之情、敬畏之心、责任之感。这也正是我们红十字会遗体捐献接受站工作所追求的目标：敬重逝者，慰藉家属，教育学生。

解剖课相比其他课程而言，更可贵的是解剖课独有的人文情怀。人的遗体也是有尊严的，因此我们在操作的过程中要心怀敬畏之心。从客观存在来讲，我们面前不过是无数的已经失去生命的细胞，但人最可贵的是远高于其他动物的认知，这具遗体是克服了重重困难才来到我们面前的，我们也是经过教育才具有解剖"大体老师"的资格和殊荣的，这是一种缘分，是冥冥之中早已注定的相遇。

我们应该感恩，感恩他们那样崇高的思想觉悟与无私奉献的精神，我们应该记得，记得他们安详的无言与有力的沉默，我们应该努力，为了帮助更多被疾病困扰的患者，为了减轻更多患者的痛苦。

我会记得您，哪怕我不知道您的名字与故事，您会信任我，哪怕您不知道我的来历与容貌，岁月会记得我们，哪怕我们只为医学发展和人类疾病的研究做出了甚至不若鸿毛的贡献。

从寒冬到暖春，从完整到残破，从未知到熟记，您是我特殊的老师，给我特殊的陪伴，用特别的方式向我传授知识，感恩您的爱！

（唐美霞，2017级中医学专业）

在上解剖课前，我一直好奇，为什么遗体捐献标本会被冠以"老师"的尊称。对遗体捐献一无所知的我，只是理所当然地觉得"我的身体我做主，死后的用途也由我来决定"，只要自己像电影里那样提出申请，签署名字就ok，不过是件轻描淡写的小事。但是我发现我错了，"每一位'大体老师'背后都是承载着一整个家族的奉献"，因为要捐献者家人签字同意，遗体才能被捐献。

我以前不理解，为什么有些人愿意捐献遗体造福医疗事业，而他们的家人却难以割舍。只有上完了人体解剖学课程，我才更加深深感到伟大的不仅是捐献者，还有那些背后忍痛流泪的家人，我不知道除了"老师"，还有什么称呼更能表达出对他们的尊敬和感激。

曾经听一位老师说，学医者，是孤身一人的奋斗，我曾经深以为然，但我现在却不那么认为，因为我们前进的每一步，都有无数人在默默支持。捐献者施清秀老师临终前有句话曾感动无数人："一般人生病到医院挨的那一刀，为的是保住自己性命；我往生后身上挨的每一刀，也许可以救活好多条人命。"我唯有加倍努力学习，磨炼医术，才能不辜负他们最后的托付。他们是我们学习路上最特别的老师，也向我们传递着最特别的爱。

（陈黎飞，2017级针灸推拿学专业）

上解剖课，寒冷与温暖交织，静美与绚烂交织。所有上午的课里，只有解剖课是早晨八点开始，还是周六，每次早晨爬起来去上课，解剖楼旁边走廊的穿堂风，那叫一个酸爽；可是到了中午，外面的阳光透过窗照进教室里，照到"大体老师"身上，那场景，又是说不出的温暖。"以汝秋叶之静美，唤吾夏花之绚烂"，这句话真是很美，当你看着同学们围在"大体老师"身旁的场景，尤其是最后一节课一起围着给"大体老师"留言的时候，真的很温馨。

（丁思奇，2017级中医外科学研究生）

我感到了深深的震撼。上完"人体解剖学第一课"后，更是给我带来了深刻的思考，我感觉到了肩膀上责任的重大，感觉到遗体捐献者的崇高与伟大！"感谢"二字远远不能表达出我们对"大体老师"的情感。我想，表达谢意的最好方式就是努力掌握医学技能，去拯救无数的生命，让"大体老师"的奉献变得更加有价值。我想我一定会永远记得这些无名的"大体老师"，这些用默默无语的方式让我们面对死亡，却促使我们思考生命意义的人。

学习局部解剖学课后，不仅仅更加了解了人体结构，也使我的心灵得到了升华，明白了什么才是人生的价值。"大体老师"用自己的身体为我们做了一场无声的也是最好的诠释！

（万宝年，2017级中医内科学研究生）

　　这次选修的局部解剖学，可能是我上过的最有意义的课。本科期间也学习过若干门解剖学相关的课程，也有过极少次动手的机会，但是像如今这般有仪式感的课是第一次上。说实话，这么深刻认真的实验报告也是我第一次写。我们所学的解剖课，是科学的、理性的，可是老师教会我最重要的东西，是人文的、伦理的。作为一名医学生，外科学的研究生，以后临床用手术刀的机会可能还有很多，可是只经书本知识的熏陶学习，很多关于对生命发自内心的敬畏是学不到的。通过这门课，我想说，我或多或少学到了一点，我认为这些看似虚无缥缈的态度，对我以后的工作，一定是大有益处的。

　　十分抱歉，因为身不由己的原因，我不得不请假，没能赶上最后一节课以参加"大体老师"的告别仪式。所以一直没有很正式地为"大体老师"做一场追悼和感谢，我将想要对"大体老师"说的话，作为这门课程的结课实验报告的一部分，写在这里：

　　寒窗苦读近二十年，遇人无数，接受过无数良师的教诲，却没有哪一位，像您这样让我感到感激又惊愕。惊愕您的如此无言又默默付出，悉心教诲又不求回报；感激您的无言和这短短十周里的陪伴。虽然时间不长，但与您相处的每一次课堂教学都记忆犹新，获益匪浅。您让我明白的不仅仅是书本上的知识，而且让我学会重新审视自己，重新思考和认识，所谓生命，尽管渺小，也可以如此伟大。谢谢您，"大体老师"！

[张馨心，2017级中医外科学（肛肠科）研究生]

为时三个月的局部解剖学课程逐渐接近尾声，这是我学医六年来第一次那么真实深入地了解这门课程。从来没有想过自己会那么认真踏实地扑下身子去操作学习，也许是自己的认知提升，也许是老师的精彩讲课，也许更多的是对"大体老师"的尊重和感恩，让我感受到了生命的意义，产生了学习的动力！

通过这门课，我不仅在知识掌握和能力上有了新的提高，更重要的是认知的提升，陪伴我们三个月的"大体老师"让我感受到了大爱和大义，让我看到了死亡以后生命的另一种延续。是"大体老师"们无私的奉献让我们更好地理解人体构造，让我们充满信心去研究如何帮助人们战胜病魔，他们为医学事业做出的贡献让人终生难忘！一切尽在不言中，唯有感恩留心间！

（赵庆逸，2017级针灸推拿学专业研究生）

以前无知的我，曾经把解剖楼当作恐怖小说里故事发生的地方。但自从上了"人体解剖学第一课"，亲自与"大体老师"接触过之后，我觉得"大体老师"都是有"温度"的。其实我真的很想向"大体老师"道歉，我不知道他们活着的时候在医院里受了多少苦，挨了多少刀。现在他们虽然不会感觉到痛了，但是我们却让他们挨了更多刀。感谢"大体老师"让我深刻领悟"我不知道您是谁，但我知道您为了谁，您让我们知道我们以后要为了谁"的含义。因为"大体老师"给我传授的"知识"，我已经彻底从一名学生，蜕变成一名医学生了。感谢"大体老师"的无私奉献，也感谢他们的家人！

（鲍嘉敏，2018级中西医结合康复学专业）

与"大体老师"们的这次交流，"无声胜有声"。以这样的方式见面，相信也是一种缘分。同时，我非常敬佩这些"大体老师"，敬佩他们的豁达与勇气。他们每一位都拥有着一颗善良的心，尽最后的一丝力量帮助我们，帮助我们解决疑惑。相信他们平和的灵魂也将获得美好的归处。祝愿他们的家人一切都好，一生平安。如果他们泉下有知，我希望他们能知道我们没有对不起他们的付出。我们也将会在未来的生活工作中，把"大体老师"的这份爱与善意，还有包容心、责任心继续传播给更多的人，不仅是知识，还有阳光。

（李佳敏，2018级中西医结合康复学专业）

当我真正到了解剖实验室，上了"人体解剖学第一课"后，听了很多遗体捐献者的故事，让我十分感动。最打动我的是张老师的一句话，"这里不仅仅是你们的实验室，它更是'大体老师'的家，你们要好好对待它"。环顾四周，和我们本科阶段的环境相比，真的是很不一样。每位"大体老师"都会有一个自己固定的"床"，一个属于自己的家，家里摆放着绿色植物、照片。家里很整洁，同学们上完课都会整理干净再走。让我不得不感叹上海中医药大学对人文这方面的重视。正是一届又一届的学生和老师创造了一个好的环境，才会让更多的人来加入遗体捐献的行列中，来自愿为医学事业做出一份贡献。

这学期有幸见证了遗体捐献志愿者的签字仪式，他们是一家四口。签字仪式没有想象中的那么沉重、严肃，相反，他们所表现出的家庭和睦、互相关爱，还有一家人的生活态度、豁达性情都令人钦佩。

想起"大体老师"的奉献和自己付出的努力，对于自己斟酌和修改过很多遍的实验报告，总还是觉得写得有些简单，还不够好（突然觉得自己真的是在认认真真地对待一件事情）。或许，这个念头的出现，也是学习这门课程的收获吧。

感谢"大体老师"，被师兄改编过的那句"以汝秋叶之静美，唤吾夏花之绚烂"，我会牢记的。我会记得一生中有过这么一位无言良师，我会以"绚烂"来回报他。

（汪谞，2018级中西医结合临床专业研究生）

教师评论：国海东（人体解剖学教师）

"人体解剖学第一课"对于解剖学无论从教学手段还是教学意义上来讲，都是一个大胆的革新和成功的典范。从学生的实验报告心得体会中可以看出，"人体解剖学第一课"虽然不涉及具体的解剖学知识，但却端正了学生的学习态度和思想意识，唤醒了学生的"医者仁心"，为学好解剖学乃至其他医学课程做了很好的铺垫。同学们所敢于剖析的思想转变，可能正是初入医学殿堂莘莘学子的一个缩影。通过深切感受"大体老师"的大爱和奉献，让学生们变得情义有加，也触动了他们今后在临床工作中对患者的至仁大爱之心。同学在心得体会中所表示的感恩之情、感恩之心、责任之感，恰恰就是一个医生从业必备的道德情操和职业素养。对于医学生来说，这些情感的认知和获得，并不亚于熟练掌握具体的解剖学知识。这些也正是我们解剖学专业课教师教育教学的初衷。

　　虽然上课的整个过程很累，实验室里还弥漫着福尔马林的味道，呛得我流眼泪，但当我一想到"大体老师"还静静地躺在那里，我就觉得很惭愧。我只是一个索取者，就连神经血管都分不清楚，我又有什么资格埋怨。所以我每次默哀的时候都在想，"大体老师"生前到底是一个什么样的人呢，竟然愿意在百年之后心无旁骛地让那么多人围观，要承受那一刀刀的痛苦，一道道的伤痕……自古以来，我国便有"身体发肤，受之父母，不敢毁伤，孝之始也"的思想，所以捐赠遗体贡献于医学教育，是让人难以接受的事。在这种情况下，"大体老师"仍然愿意把身体交给我们……他一定是一位高尚的、豁达的、善良的、优秀的、值得我敬仰的人。

　　感谢"大体老师"的无私奉献。我想说："大体老师"，虽然我不知道您的名字，也未曾想到我们会以这种方式见面，但您教会了我何为奉献。与您相比，我是如此渺小、无知，所以我永远不会忘记，是您提供了我宝贵的学习机会。在今后的学习生活中，我也一定会不断进取，勇于奉献。

（任娜，2018级中西医结合基础专业）

　　我一直以来会对生死有所思考。医生这个职业，在我看来是个极好的职业，可以帮助很多需要帮助的人。我希望在现今学生时代能好好打下基础，精进医术，以后临床可以安慰、帮助、治愈更多患者。虽自知力量甚微，却也希望小小的火光可以尽可能地照亮更大天地。余生耗尽之时，也愿捐献器官给需要的人，但却没有捐献遗体的勇气，如此想来就更加敬佩"大体老师"了。实验时，我总会出现差错，心里也常有愧疚，默念了许多次"对不起"。当然，"大体老师"生前定是个有广阔思想天地的人，也一定是个仁爱宽容之人，于是也会悄悄地自我安慰——错误我都记在心里了，以后一定少犯不犯，"大体老师"一定会原谅我的。有时候想，或者说根本不敢想，躺着的如果是自己认识的人，我一定是脑袋呆滞，一片空白且无声落泪的。摘自我写在感恩卡上的原创文字：尊敬的"大体老师"，感谢您为医学做出的巨大贡献，这份贡献使我震撼，而这一叩击心灵的震撼会化作我医学之路上努力前行的动力。闭上眼睛，双手合十，让我为您真诚祈祷，愿您安详往生，我定不辜负您的奉献。常怀感恩之心，养仁心，修医德，精医术，努力成为一名为患者谋求健康幸福的合格医生，更加坚定地认为，医学是我此生无悔的选择，也愿意为之付出毕生精力。

（王之，2018级中西医结合临床医学专业）

这门课程让我学到了很多，但是最让我动容的还是"情怀"：听了许许多多"大体老师"的故事，龙华师兄的"生不能为人师，死为大体老师"，红衣奶奶的"这就是我以后的家"，还有那位每星期天都要来学校和已经实现遗体捐献的老伴说说话的老爷子，他去世后的小愿望就是要在躯体上覆盖党旗……无数的故事敲击着我的心房。生命何等绚烂多彩，哪怕在死后也继续散发着他的光辉。为什么要给予他们尊重，因为值得！"大体老师"教给我的不仅仅是最为直观的解剖知识，还用他们无声的讯息告诉我，热爱生活，热爱生命，做个有担当的人。

课程结束了，所有对"大体老师"的话我只想用自己还很稚嫩的文笔表达出来：

花谢叶枯落入尘，论功论过是非人。

来年花开枝繁茂，人化繁星亦生辉。

（张林曦，2018级中西医结合临床医学专业）

生活中总有一些温暖的人陪伴我们成长，或带给我们感动，或带给我们深思。就像我们的"大体老师"，冰冷的躯体不言不语，却给我们带来了太多的震撼、感动与温暖。

在上局部解剖学课程之前，我对遗体捐赠的事情知之甚少。通过这一学期的学习了解，越深入我就越有感触。看到遗体捐赠的相关照片，他们都是在生前签下了遗体捐赠志愿书。他们都是生活中的普通人，也许是高级知识分子，是农民，是工人；他们或老迈，或青壮；他们也许是在饱受病痛折磨之下痛苦离世，也可能是在家人围绕中安详离去……这些我们都不得而知，但在操作台上躺着的他们，生前一定都是很善良、很慈祥的人吧。有人或许会问，上解剖课不会害怕吗？我想说，如果能把这些可爱的"大体老师"当作自己的亲人、良师看待，就只会有一种感情，那就是敬重和温暖。

在操作过程中我曾经多次接触到"大体老师"的手，一双很大的手。我握着这双手，手上的触感是冰冷的，但是心里却是热的。学医之路，道阻且长，繁多的知识量让人时感绝望，解剖更是一门仅凭文字和想象无法学通的学问。正是这样一双、千千万万双看似冰冷的大手托起了我们的医学教育，教会了一批又一批的医学生，他们一直在默默地奉献自己。

大音希声，大爱无言。感谢"大体老师"无私又伟大的奉献，为我们点亮了心路。

（张洁帆，2018级中医骨伤科学专业）

我通过这次实验比较深入理解了操作部位的解剖结构，但是我觉得最大的收获是心理思想方面的改变。其实我这次上局部解剖学课程之前不怎么熟悉"大体老师"，甚至不知道"大体老师"这个词。我之前从未想过"大体老师"的贡献。如果有人让我死后把自己的身体捐献给学校，我想了很长时间也决定不了。但是"大体老师"为了我们能更好地学习掌握医学科学知识，自愿把自己的身体奉献给医学科研教育事业。这使我在操作的时候对"大体老师"更加敬重与感激。

（禹圭泽，韩国留学生，2014级针灸推拿学硕士研究生）

再次面临如此性质的课程，种种原因，对于是否选择这门课我一直犹豫。可现在我却十分庆幸选择了这门课，它不仅使我多维掌握和了解解剖知识，与学过的腧穴应用真切相关，还深刻地感悟到生命的意义。我想，如此人文教育如同医学生读医生宣言誓词一样，可以作为入校入医业的第一课。

生命，有时是那么脆弱，一小小部分的异常，便出现种种症状，甚至死亡。人体自身的运作充满奥妙，死亡似乎又是一瞬间的事情。一度让我感觉到生命变得不再个体化，甚至淡漠，才发现留下的只是对患者的例行诊断治疗。

死亡，并不是一个终点，这是在"大体老师"身上充分感受并学习到的。"大体老师"们身怀大爱与大义，心系医学，心系未来，帮助我们修炼以及在行医之路上奋进，后者是一名医学生的责任和使命。

这门课让我动容并印象深刻的有许许多多，有因为老师第一节课强调的"你们是医学生！"有学姐的一句感悟"我不知道您是谁，但我知道您为了谁，您让我们知道我们以后要为了谁"；有以中医老师为目标但因疾病放弃学业自嘲仍然成了老师的故事；有老师讲述遗体身前故事时热泪盈眶时的眼神和哽咽的叙述声；有每次操作前默哀时的无声交流；有遗体捐献纪念活动时登台誓词的那一刻；有从颤抖的双手切开皮肤，至现在呈现出最形象、最真实的人体结构……

（柴田里咲，2015级日本留学生）

第一次和"大体老师"接触，是在2017年12月27日。怀着恭敬、感恩的心进行哀悼后，此后便是由他带领我走进解剖的世界，看教科书上的文字和图片是怎么在他身上实体化的。

由于我是第一次操作，而且也是第一批亲自动手操作的同学之一，经验可以说是非常不足的。操作过程中总有一堆问题要问我的带教指导老师，拿手术刀、止血钳时总是不经意用错方式，甚至不小心会把小血管切断，我都会带着忐忑不安的心向"大体老师"认错。

我不后悔选择踏上学习中医之路，也很庆幸选择上海中医药大学。感谢上海中医药大学设置这一门课，让我能够遇上三位好老师——我的带教指导老师和两位"大体老师"。

（张善欣，2015级马来西亚留学生）

还记得上"腧穴解剖学"第一堂课之前，如果有人问及我是不是医学生时，我都会感到一丝丝的惭愧。因为自己对人体解剖的认识并不深刻，也觉得自己在学医这条道路上偶尔的不认真学习，让我觉得自己作为"医学生"的准备有点不足。但是上过老师的第一堂课之后，经过老师对"医学生"的阐述，让我们深深记住了自己是一名不折不扣的医学生和身为一名医学生的责任与担当。

（黎璇颖，2015级马来西亚留学生）

其实最初选这门课的时候，对解剖还是有些忐忑的，尽管"大体老师"已经没有感觉了，但毕竟自己感觉上还是给人动刀子。第一节课前我也一直很不安，进入解剖室时又被福尔马林的味道刺激得有些想退缩。但是自从在第一节课时，老师很动情地讲了"大体老师"们生前的故事，说着他们的情感、他们的洒脱、他们对医学付出的心、他们对我们医学生的嘱托。就这么不过一节课，以几十分钟来计算的时间内，便轻易地打消了我之前的害怕，因为我想：就算他们已经去世了，也是会上天堂的人，没什么好怕的，只要我认真做就行了。话虽然有可能很糙，但这的确是我当时的内心想法。我感觉思想的负担一下子轻了。在犯了一些小错误或者下手重、误切一些小血管的时候，还是会心里内疚，感觉对不起他们，会很郑重地给他们说一声"对不起"。

一个学期就这么一眨眼过去了，快到了和"大体老师"告别的日子，心中的情绪也变得十分复杂。我觉得他们教导的不只是解剖上的操作或者直观的知识，更是一种超越平常人的高尚品质。这绝不是说不敢或者不愿意捐献身体的人不好或者什么，我认为这只是多数人一般的想法，何况在一个有着要落叶归根、去世后要保留完整身体的传统思想的国家。再者，就算没有这种思想的束缚，身体本身就是自己的东西，要不要捐献都是身体的主人自己的选择，没什么对错之分。只是，"大体老师"们捐献了，他们是一群不一般的人。

（吉本唯，2016级日本留学生）

读生物学的学生都会经历解剖动物的过程，这一切都是为了能够了解动物身体的构造以及系统。你必须理解——如果你要拯救一个生命，你就可能会在实验中先夺取一个甚至多个实验动物的性命。

以前的我特别骄傲（现在虽然也是），对待生命还没有基本的概念。我在念大学预科班的时候，曾经在生物实验课上解剖了一只被麻醉了的老鼠，那是我第一次解剖，兴奋的情绪盖过所有，结果我亲手非常规地肢解了整只老鼠。我的生物老师对我劈头就是一顿痛骂："吴永乐，你在做什么？！你到底有没有尊重过生命？"那个时候我是惊愕的，为什么你要骂我？我以为作为一个成绩很好的学生，你应该为我感到骄傲才是啊？直到后来我才知道，在肢解老鼠的那一刻，我并没有秉持对待生命的态度，我只是秉持着对待一个物品的态度。

因此我哭了，我为我的自大感到羞愧，为我让老师失望而感到难过。

后来我去了上海留学，在上海中医药大学的解剖楼，我们重新认识了生命。

在接触到解剖实验用的遗体标本之前，老师为我们进行了一场思想教育课——让我们知道了为什么要将遗体称为我们的"大体老师"。作为一个医学生，你接触的遗体，你触摸的标本，都是陌生人的，他们都是自愿把自己的身体作为医学教育资源，是为了换来未来人类的健康福祉。

老师把长眠于上海中医药大学的"大体老师"的故事讲了一遍。当老师讲到我们的学长，一个未来前途无可限量但却不幸患上急性白血病而离去的学生，讲到他请求将遗体交给学校以便让更多未来的学弟妹去学习的那一瞬间，老师眼眶红了，声音哽咽了，我也一样。

我不太喜欢去解剖楼上课，感觉过于沉重了些。因为你知道吗，当你看见每一位躺在黄色袋子里的身体，想到他们都曾经有过鲜活的生命，他们都承载着记忆，这个世界上永远有着一个人记得他们。你有勇气成为这些"大体老师"的一员吗？我自认还没做好心理准备……

每回进入解剖楼，我都会告诉我自己，曾经的我怎么受益，以后的我就要怎么回报。如果你没有足够勇气，去拿起一个陌生人的身躯，那你不适合做医生；你没有做好情感上的准备，你只想赚钱，那你也不适合做医生。因为只有你了解了生命的重量，并理解这些生命的故事，这一切才拥有它该有的意义。

因此后来我解剖过更多的实验鼠，接触过更多的"大体老师"，我不再仅仅是只会歉疚，我还会记得，这一刻我的心情有多沉重，这一份责任就有多重。

我会牢记师姐曾经对"大体老师"说过的话："我不知道您是谁，但我知道您为了谁，您让我们知道我们以后要为了谁。"

（吴永乐，2017级马来西亚留学生）

（二）几个学生的来信

1. 泰国留学生的来信

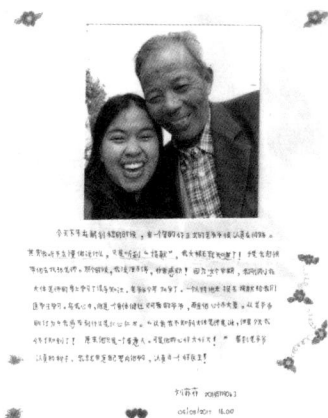

图1 刘菲菲的来信（具体内容见下述正文）

今天下午在解剖楼的时候，有一个穿得好正式的老爷爷很认真地在问路。其实听不太懂他说什么，只是听到"捐献"两个字，我大概就知道了他咨询的是什么事情！于是我赶快带他去找张老师，当时我泪流不停，非常感动！因为这个学期，我刚刚在"大体老师"的身上学习了很多知识。老爷爷今年74岁了，一个人特地来报名捐献，以供给我们医学生学习。在我心中，他是一个身体健壮又可爱的爷爷，而且他心怀大爱。从老爷爷的行为中我感受到什么是仁心仁术。以前我不知道"大体老师"是谁，但是今天我终于知道了！原来他只是一个普通人。可是他的心胸却博大宽广！看到老爷爷认真的样子，我就告诉自己要向他学习，认真当一名好医生！

2. 平凡而显赫

"这里有一条生命的长河，奔腾不息水长流，把短暂流成永久；这里传颂着平凡的显赫，拂新风世界祥和……"又一遍遍地听着遗体捐献志愿者瞿大我老师创作的《生命之歌》，从旋律的开始到结束，我内心依然汹涌不止。

自始至终除了感动、感恩，我不知道还能用什么词来表达我的心情。这个世界上本没有谁有义务把自己的遗体或器官贡献给别人。而让我们的遗体捐献志愿者们做出这样决定的，是一种什么样的大爱、什么样的伟大而无私。大爱、无私、奉献，这些词可能我这辈子都无法解释清楚，但它们实实在在的含义却早已烙印在我的心里。

2012年我刚上大学，就加入了学校红十字会，大二结束的时候在校红十字会和解剖教研室老师们的指导和帮助下，开始在上海中医药大学组建第一支专门的遗体捐献志愿者服务部。

在参与部门的活动中，我常常被遗体捐献志愿者们感动。从上门登记遇家属的含泪支持，到家庭探访、座谈会等听他们把遗捐这一大事说得云淡风轻，再到举行追思会迎接刚实现宏愿的"大体老师"，内心从最初单纯的震撼感动、觉得高尚得遥不可及，再到被他们生活中表现的豁达和平凡带回生活。起初我们都以为遗捐这样的大爱之举不是一般人能做到的，但接触多了，他们不止一次地告诉我们说，他们只是做了自己觉得有意义的事，压根就没想这是件多么伟大的事情。我不知道该如何用语言来表达知道这一切的感触，只知道从此我懂了：很多善举不是只有伟人才能做的，慈善和公益也不是富人的专利，我们平凡人也可以积善成德，平凡而显赫。

大医精诚，医者仁心。课堂上躺在我们解剖台上的老师虽无言，却为我们一届届的同学打开了医学的大门，让我们徜徉于知识的海洋，探索生命的奥秘。他们的伟大无私，值得我们后辈去关注，去领会，去学习。作为医学生的我们，更应该对我们真正以身试教的老师们心怀感恩、无限感激，从而敬畏生命、珍惜生命，去思考我们以后应当担负起的责任。

上海市青浦区福寿园红十字遗体捐献者纪念馆里，有位从医执教60多年的李宝实教授，他非常了解医学教育遗体材料的宝贵，常常在课上对学生说："我死后，遗体一定留给你们。我要在你们的解剖刀下感觉到大家都在认真地学习。"作为医学生，我们是否该时常叩问自己：选择了这个职业，面对生命，我们认真了吗？

有时候觉得我们解剖台上的"大体老师"并不是无言，而是我们没有用心聆听。有时候觉得他们就是一本书，一本除了能教会我们知识，还能教会我们做人的好书。

曾有遗体捐献志愿者跟我们说："将来我把遗体交给你们后，宁可让你们在我身上划错千刀，也不希望你们以后在患者身上划错一刀。"看到这里我们还能在求医路上得过且过吗？

因为懂得，所以慈悲。因为他们的大爱之举，终将照亮我们未来的路，让我们学会感恩，学会奉献。让我明白：即使这个社会再物质再功利，也有爱和奉献，也因为这些爱和奉献，才让我们的生活变得有意义。因为爱和奉献，才让我们的生命变得永恒。

时隔一年多了，再回想起当初在遗体捐献服务部的日子，依然唏嘘不已。有幸成为上海中医药大学遗体捐献服务部第一任部长，是我大学四年里做过的最有意义，也最引以为豪的一件事情。退部一年多，依然有跟曾经服务过的遗捐志愿者保持联系。前几天有位一直跟我联系的奶奶住院了，当我陪她做完检查回到病房的时候，有人问奶奶我是不是她孙子。从刚开始接触他们时，我出于敬重而小心翼翼地称呼他们"爷爷""奶奶"，到现在我居然敢"肆无忌惮"地叫他们"老爷子""老太太"，跟他们说"哎哟，您看您，说了您又不听，知道错了吧……"我们虽然没有血缘关系，但已形同亲人。

昨晚从医院探望回来时突然想：不要等失去了才懂得珍惜，不要等人走了才开始追思，在他们还健在的时候就可以力所能及地为他们做些什么。这难道不就是我们遗体捐献服务部工作的本质吗？

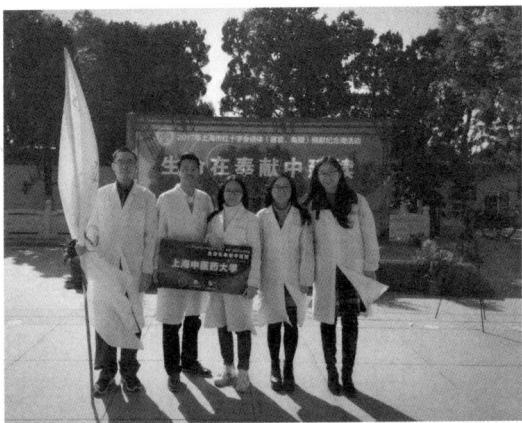

图2　遗体捐献服务部同学

（陈世燊，2012级护理学专业）

3. 生命之歌

我爸爸在他45岁生日那天，很正式地对我们全家说："今天是我的生日，我想做件有意义的事情。"这天，我们一家人来到了上海中医药大学，那时候我刚刚被这所学校春招录取，还没有正式注册就读。我们在参观遗体捐献文化走廊时，偶遇到我们在电视中曾经已经"熟悉"的张黎声老师，我们在一起交谈了很久。爸爸表明了他想要身后将遗体捐献给学校的心愿。那时候他身体不是很好，因为尿毒症要腹透、血透，很煎熬。但他一直是坚强的、乐观的。回到家之后，我的奶奶和我妈妈都表示要陪爸爸一起，都愿意身后为医学事业贡献自己的躯体。这的确是我爸爸过得最有意义的一次生日了。后来，爷爷知道了这件事情，竟然也说要加入我们，为此全家又专程前来了一次，正式签署了遗体捐献志愿书，还与解剖教研室的老师和研究生们开了一个座谈会。

彼时的我还未正式踏入医学的大门，但全家长辈的这番举动，让医学在我心中烙下了一个神圣的印记。医学是怎样的？我想必定是庄重的，是无私的，是对生命致以最崇高的敬意。这是我当时未接触医学之前心里的回答。如今学医一年半，这个回答不曾改变。记得我第一次上解剖课，见到"大体老师"的时候，身边的同学很多都是既兴奋又紧张、迫不及待却又忐忑害怕，而我的心中却燃起了一个小火苗，整个胸腔都被一种温热的感觉填满。我清楚这是为什么，因为这一位位"大体老师"，在我眼中都仿佛是亲人，因为我知道，他们生前都是像我的长辈一样有血有肉的人，他们是亲切的，是温柔的，更是伟大的。可以说，我面前的这扇医学大门正是从我爸爸生日那天被缓缓推开的。从那天起，我每一次踏进解剖楼，步伐郑重，却再也没有一丝恐惧，有的只是温暖，是感激，是对生命的敬意。

年底的时候，爸爸去世了，那份遗体捐献书真正兑现了承诺。这是爸爸留给他自己最后的礼物，是他生命的礼赞，也是他给医学事业最后的献礼。他生前不是医生，不是老师，却在身后成为一名"大体老师"，供我的学弟学妹们学习。正是一位位像他一样的捐献者，用自己的身躯建起了一座座桥梁，将一群群稚嫩的医学生护送为真正的医生，薪火相传，救死扶伤。

爸爸生前教了我许多，这是他给我上的最后一课。他让我深刻认识到：生命是绚烂的，短暂的生命一样可以散发出耀眼的光芒。人的死亡并不意味着生命的终点，能为这个世界做些什么，将希望延续下去，这才是生命的终极意义。

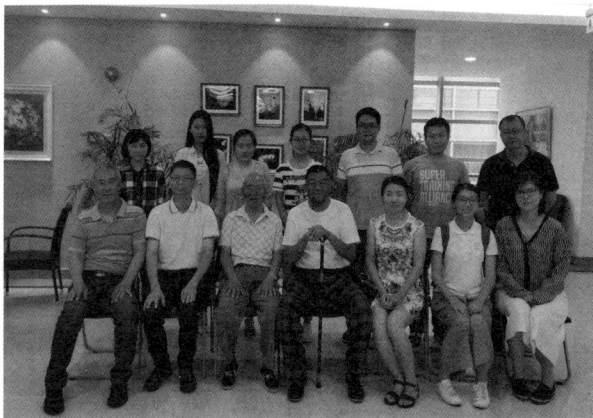

图3　捐献者与老师、同学的合影

（单渝菲，2018级中医学专业）

4. 我是一名医学生

张老师：您好！还记得我第一次见到您的时候是在华东师范大学的教室里，那时候我们还没有开始上医学课程。当时您在黑板上给我们写出了一道"简单"的填空题："我是个___学生。"记得当时我们有说"好"学生的，有说"大"学生的，有说"……"，几十号学生中居然就没有出现您所期望的那个答案："医学生"。我们作为医学专业的学生，第一时间脑子里面居然没有出现过这样一个关键词，当时我的内心是震撼的，很想弄明白这是为什么。您说："那是因为你们还没有真正接触过'生命'！遇到生命以后，就是你们医学生身份自我认定的开始。"

我知道生命的重量很重，却没想到生命的意义却更重，让我感觉到选择医学，要成为医学生的责任有多重的，便是您的"人体解剖学第一课"。

之前提到"解剖"这个词，可能印象就是电视上看到的或是听说的，脑子里冒出来的就是很恐怖什么的，甚至很多学医的人跟我说过，对解剖有很深的心理阴影，对解剖害怕。而在上了您的课之后，使我对解剖的感受最深的居然是温暖，就是因为这些遗体也是我们的老师，我们的"大体老师"。

我还能记得您给我们讲过的许多遗体捐献者的故事，记得您转述的许多原话："我得了七种疾病，其中两种是癌症，开过五次刀。但我现在还能活着，还能维系着我的家庭完整，就是因为医学，因为给我治病的大夫。""我也是受益者呀，没有医生，哪有我的今天，他们是白衣天使嘛。""我想留在学校，我爱这学校，我想留在学校当老师。"

忘不了，您在"人体解剖学第一课"中给我们强调的："你们最好的老师，不是我，也不是PPT课件，而是一会儿我们要操作的那位'大体老师'。"忘不了，您一直强调着医疗规则："医疗中的无数规则，都是用鲜血甚至是生命换来的，对这些规则的敬畏，就是对生命的敬畏和负责。"您还说过："能力不是教会的，而是练会的。如果你们做错了，我是会真的敲你的。但'大体老师'允许你们犯错误，他跟我不一样，他不会打你，也不会骂你，但你应该会自责，一次次自责，这就是你责任心建立的过程。"我们就是这样被不断地叮嘱着、熏陶着、感染着。

经过这堂课后，再提到解剖操作，我第一感觉是温暖，第二感觉是害怕。我不怕那些电视剧中别人说的恐怖，我怕的是我作为一名医学生，我会出错，我会在"大体老师"身上犯错误。我害怕，我作为一名医学生，今后能不能真真正正承担起医生救死扶伤的责任。我害怕我从业后，有没有本事去拯救那些被病痛折磨的人。但因为老师的课和这些"大体老师"的故事，我有了坚定的信心。

我是谁？我是一名医学生，就像上海中医药大学学生誓词里写到的那样：从今天起，我愿把我的一生献给医药科学事业。我也一定会在以后的从医道路上，怀着感恩之心、敬畏之情、责任之感，为了患者，为了这些温暖的人，不畏挫折，不断前行。那时，我会骄傲地说："我是一名医生！"

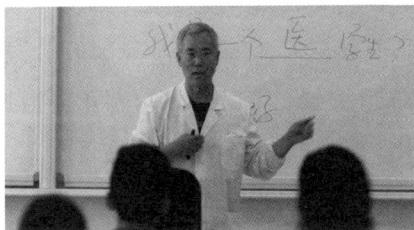

图4 "我是一名医学生"

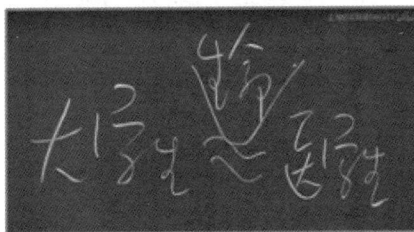

图5 "大学生和医学生之间的距离"

（刘博文，2015级中医学专业）

5. 与黄奶奶的几件小事

在上海中医药大学六十周年的校庆典礼上又见到了黄奶奶，她是作为特殊的教师嘉宾被邀请来的。距上一次到奶奶家拜访，差不多过了半年多光景。坐下来，奶奶又是问长问短，今年该实习了么？学习辛苦么？突然感觉自己一个人在上海学习，有这么一个奶奶可以关心我，大概没有什么比这个更温暖的吧。后来聊天里谈到了学英语，奶奶说英语很是重要。现在当中医人，还是需要把中医的精神和内容介绍给外国人。奶奶还提到，她女儿出国前还有几本英语书在家里，改天拿给我，让我多看看。

本以为奶奶年岁大了，可能说过的事情就忘记了。没想到几天后这些书本真的到了我的面前。我很是感动，书是件小事，但难得奶奶惦记着我这个学生。自从上次在奶奶家亲眼见到她在遗体捐献志愿书上签字，我想大概她已经是要把自己的一切都奉献出来。可能对黄奶奶来说，这仅仅是件自己的小事，但我想，对我们每一个医学生来说，却意义重大。

医生的天职是治病救人。但是我们做的更多的是一种关怀。正如那句话所说："有时去治愈，常常去帮助，总是去安慰。"这种安慰是建立在患者和医生的相互信任之上。所以在我看来，真正的治疗并不在于用药的康复，而恰恰是一种人文的关怀。当患者和医生之间没有隔阂的时候，其实对患者来说，是对医生的足够信任。于是，这种关怀持续下去，当一个患者把自己完全交给医生的时候，在足够信任的同时，也搭建起一座桥梁。这座桥梁不单单承载了医患关系，也指引着我们医学生。我想黄奶奶做出在很多人看来并不理解的事情的时候，是对我们医生，对我们医学生的足够信任。生命的宝贵是毋庸置疑的，但一个人可以百年以后将自己献给医学事业，就是在将他在这个世界最美好最珍贵的财富奉献出来。大爱是无形的，而无形的东西有时候却恰恰最能打动人心。对医学来说，可能这份馈赠最后都会成为医学进步道路上的一个石子，但无数的石子铺就的道路确是远非我们所能想象。对我来说，黄奶奶的影响使我以后在成为医生的道路上更多了一份敬重之心和责任感。除了老师的教诲，除了患者的反馈，最不该忘记的还有那么多背后默默奉献的人。我想这份馈赠值得我们每个人去思考。

和奶奶从相识到如今，大概也有一年的光景，一年多来对我影响的东西太多太多。很多事情不是我们从课本上就能学到的，更多的东西都在书本之外。我们学到的知识仅仅是知识，但是医学的本质最终是要回归到人的层面上来说的，在医学生成为医生的道路上，我想也是从知识到人的转变吧。

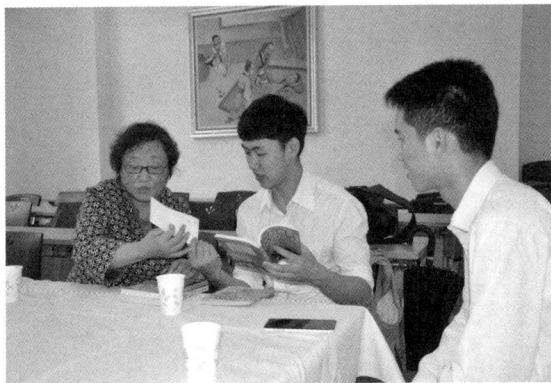

图6　向黄奶奶汇报学习情况

（张冀豫，2013级中医学专业）

（三）一次座谈会后的感想

1. 写给黄奶奶的一封信

黄奶奶，或者说大美人王大可女士：

见字展颜。

今天我们这些年轻人在座谈会上听您和张老师讲了有关遗体捐赠、医患关系等等的事儿，有时严肃，有时轻松，有些触动，有些感动，有些感悟。

作为遗体捐献服务部一员的我，有些不好意思，说实话，在这之前还真是没有和遗体捐献志愿者见过面，更不要说交流了。原本在我脑海中的扁平而模糊的遗体捐献志愿者形象，在见到您之后，变成了生动有活力的样子，您好像我们的奶奶啊。怎么说呢，就好像突然更直观地感受到"大体老师"，其实也曾是我们的长辈、兄弟姐妹、父母亲友，只是生命消逝后以另一种方式让我们铭记，记忆更深刻吧。

您说了您做出这一选择，签署志愿书的原因：人安葬后，他的后代会去祭拜，但再下一代却未必会再去祭拜。自己多次患病接受治疗，受益于医学，而现在医学教学和研究用的遗体紧缺，所以想做些什么。人死后没有感觉了，所以捐出身体接受研究不会感觉到痛苦的。您的几句话简单而朴素，没有把自己上升到道德的制高点，来炫耀自己的思想是多高尚，只是淡淡地叙述了您认为的必要因素。但这却让我发现您擅长从长远的角度看问题，懂得感恩。这些也许一部分是您原有的品质，也许一部分是生活带给您的体验和感悟。惭愧地说一句，当时，我只是把您当作我听过的众多报告者之一，并没有感觉到您的特别亲近，没有觉得您是那么地贴近我们的生活。

之后，有位同学有点忐忑地问您，关于捐献协议签署，您的家人与周遭的态度会有什么不一样吗？您说您女儿被您说服了，而您老先生有点不同意，但您家里是您说了算。我们忍俊不禁，您有点不按常理出牌啊。关于周围人的态度，您说自己这一代教师的风格与现在的很多教师是不一样的，没有办课外班谋钱的事。周围环境的人也是能基本理解您的事，自然没有什么麻烦和背后议论了。在我知道您是教师后，虽然您言语上只是一带而过，但是仍让我感受到，您那一代教师的职业素养和职业道德。其实我们这些年轻人在不久的将来也会有自己的工作，那时我们能像您那样在自己的领域有所坚持，有所坚守吗？至少，我希望我们可以。

学生代表问了您怎么看待医患关系的问题。您的回答中列举出的一件件亲身经历的事让我觉得您是一位幽默和善、为他人着想的老奶奶。您说自己只听医生的话，而自己比较幸运，遇到的医生都不错。现在的医生里也有一些医生不大负责，比如您第一次做癌症检查时，实习医生的随便处理险些造成误诊，好在主治医生的严谨和认真让您的疾病能被及时发现。我想，如果不是您的宽容，换作现在一些心胸狭隘的人，这事大概会演变成新闻里的又一件医患关系恶化的案例吧。不过，那位实习医生的作为让我们这些医学生有所警醒：如果我们检查的是我们的亲人（比如像您一样和蔼的奶奶），我们这样疏忽大意的话会让自己后悔一生的。

而您在与癌症搏斗胜利后，却又要开始了和另一种癌症的斗争。您告诉我们，和病友交流是重要的，能了解很多有用的资讯，还有医生在诊疗和开药时的很多措施也让您省了很多不必要的费用。虽然我是学习药学的，但是这也让我想，要在未来的工作中开发高效低价的药物。您激励了我哟。

后来您说您结束了化疗后又得了股骨头坏死，我心里当时想，您怎么这么倒霉呢？老天对您怎么这样不公呢？但是您笑着说："坏死就坏死吧，只要不又是癌就行了。"我有点心疼，又很敬佩您：您遭受了那么多痛苦，讲话还带些苦中作乐的味道，您的生活态度好乐观啊。想想我有时候遇到些麻烦事就抓狂，我这明显是修为不够啊，看来我还得修炼修炼啊。

您真的够倒霉的啦，没想到您又得了帕金森病，您说您这时候感到害怕了。是的，与癌症的战争中都没有惧怕的您害怕了。您说得这个病不如得老年痴呆症，至少后者是没有意识的，而得了帕金森病却是有意识却无法控制自己。我想到了我自己的奶奶，她在我小学时去世了，是糖尿病并发中风和偏瘫。她在病榻上，应该也有类似的感受吧。但是那时候我是没有这样想过的（年少无知啊！）。奶奶，我有点想抱抱您。或许某种程度上，我们这些学医学药的学生比其他人幸运吧，我们可以知道某天我们亲人患病会是怎样的状况，会有些心理准备。但是也比他人更不幸吧，因为我们目前还无法治愈所有的疾病。也就是说我们所关心的人若是不幸患上某些疾病，我们将很清楚地知道自己无能为力。感觉像是伸手去追飘走的风筝，却只能看它向远处向下坠跌。

我猛然发现自己和您的距离瞬间从两个陌生人那么远被拉近了许多，好像您就是我某个熟识的长辈，让我觉得您就是个和善的老人。

我们对于医患关系的认识都是来自课堂和媒体报道，但黄奶奶作为患者却一直以客观态度讲述这些，您还在几起患者与医务人员的矛盾中起了很好的调和作用。作为未来的医生，我们也懂得了处理好医患关系的重要性。但是未来真正面对的问题会更复杂，更需要艺术地处理。

您也说做医生难，因为做人难。您还推荐我们去看看微博上的"阅读手册"。我们惊诧于您的时髦，嘿，您竟然还玩微博微信！您还真敢给自己起个"大美人王大可"的"昵称"。哈哈，您真是个时尚的小老太太，真实的可爱啊。您给予我们更多的建议，希望我们能够在人际交往中客观地看待他人的优缺点，更要多多看到他人的优点，给予赞美鼓励。而和患者发生矛盾时要冷静，将矛盾巧妙化解。您甚至还给出了建议和总结，要在临床中学会保护自己，要严格遵守规章制度（因为这些是前人得出的宝贵经验。对制度的敬畏就是对生命的敬畏），有技巧地为人处世。除了建议，您还给了我们这些医学生鼓励和提醒，比如要掌握好技术，对某些患者开药时需要注意价格。

今天认识了可爱亲切的您，学到了处理医患关系的一些知识，这些只是表面的收获。深入一点，我想我感受到，我们在人生道路上，人与人之间的情感和牵绊，为人真的是一门学问。

还有尊重与感恩，还有坚持与乐观。我可以说，这些来自您面对医患问题时做出的选择，来自您面对疾病时的一次次战斗。有些东西虽然我说不出，但我可以感受到，他们或许已经是我成长、塑造自我的养料了吧。

而我们徐书记的总结更让我思绪翻飞：关于遗体捐献和传统的冲突，医学生的责任感与使命感，价值体现，自我保护与自我提升，"己所不欲，勿施于人"，思想指导生活，观念的冲击与自我思考……我的笔记只写下以上的片段，但是这背后有着我们这些未踏入社会的年轻人需要仔细思考、细细品味的可以说是哲学层面的东西。信息量太大，我一时难以叙说出我整个的感受。

怎么说呢，我原以为今天的座谈会应该是一个严肃、灰色调的场景，没想到整个会场都被您的健谈、幽默、阳光的生活态度和那些接地气的语言弄得笑声一片（当然我有一段时间是含着眼泪的笑）。我原本以为我今天只是来感受遗体捐献志愿者的无私与伟大这样高大上的东西，没想到不经意间却上了一堂与人生有关、有指导作用的一堂课，有情感的交流，有您与老师过来人的经验，有引起我们思考的哲理……太多太多，可以说是比我们一学期在课堂上学到的还多，不，这些内容课堂上是不一定学得到的。或许未来我会进入医药行业，或许不会，但是我想我会有我的坚持，会去钻研，会独立思考。也许那时的我会时常想起这一天，想起您，黄奶奶。

祝您多多享受老年卡的福利，继续时髦地玩转微博！

（许雯珏，2013级药学专业）

2. 关于"听黄奶奶讲故事"座谈会的感想

比预定的时间稍稍早了一点，行色匆匆的我上到了四楼。在门口喘了一口粗气，怀着对黄奶奶满满的好奇与崇敬，我迈大步进了教室。一进去就看到一位体态端庄、面容慈祥的奶奶坐在中间，我一惊，默想道，真的就是她吗？此时同学们还正在陆续进场，我站在后方，在部长的指导下，拿着相机聚焦中间那位令人好奇的慈祥老者，"她是怎样的一个人呢？她为什么会想要成为遗体捐献志愿者呢？她身上又有着怎样特别的故事呢？"在我的无穷尽的疑问中，这场期待中的座谈会开始了……

在我的镜头中，黄奶奶时而皱眉，时而咧着嘴笑，时而挥舞着双手，时而看向身边的"年轻人"，她是那么乐观积极，充满对生活的热爱与感激，对生命的敬畏与珍惜。当奶奶说到自己那在别人看来十分痛苦而充满折磨的癌症经历时，轻声笑着说："我不怕。"怎么会不怕？只是在历经劫数，尝遍百味后，奶奶更加从容，更加平静。她说："那些有名的人都可以捐献自己的遗体，我当然更可以啦！"她还说："其实一开始我孩子和老伴是不同意我这样做的，可是说真的，我在家里还是很有地位的，由于我坚持，后来他们也就同意了。"这一份豁达令我们对奶奶十分尊敬，对她身边每一个有着大爱的人十分尊敬，更对生命崇敬，对奉献精神十分膜拜！后来，奶奶说到自己治疗、住院经历以及和医生的相处，更是给了我们一次职业素养的真切洗礼。"你们未来从医几十年，总会遇到和患者吵架的时候，一定要掌握说话的艺术，不要让别人抓到一点错误的漏洞，也一定要做一名尽职正直的医生。"奶奶是何其真挚地站在我们的角度去引导，去告诫我们。

面对死亡，大多数人我们是恐惧，是退缩，但仍有像黄奶奶这样的"大无畏者"，她们看得更远，愿意将自己的生命以一种特别的方式传递下去。试问她们真的无所顾忌吗？不，不是的，只是她们豁达，她们的奉献精神给了她们大无畏的勇气。身为医学生的我们，要将这种无形的力量，这种热血沸腾的崇敬转化成未来职业上对每一位患者尽责的操行，转化为现在学习中修炼行医之路的奋进……

这场酣畅淋漓的座谈会让我受益匪浅，真心地感谢黄奶奶的谨言诲语，祝福这位和蔼可亲、俏皮可爱的奶奶健康快乐！

（唐佩，2014级康复治疗学专业）

3. 感受人间大爱与奉献

今天有幸能与遗体捐献志愿者黄奶奶交流。黄奶奶确实很亲切，让人觉得没有距离感，看起来也很年轻，并不像是得过重病的样子。

她说，她捐献遗体，一是因为觉得以传统的方式埋葬浪费资源，而且对于后人并没有太大的作用。听到这里我笑了，大概是因为她说这话的时候脸上带着笑容，尽管是聊到这种话题都能那么轻松，像是在话家常。昨天跟朋友说起我加入的遗体捐献部，她说听到这个部门的名字都瘆得慌（不过她很理解，也很支持我），我一直觉得，虽然这个部门确实听起来会让人联想到一些冰冷的甚至恐怖的画面，但是只有身在其中的人，才能发现她的鲜活亮丽的那一面吧，而这不也正是我们需要做的吗？我们也要努力让别人看到真实的我们。然后，黄奶奶接着说，她选择捐献的第二个原因，是她自己曾身患七种疾病，其中两种是癌症，做过好几次手术，"十多年啦，我为什么还活着？还维系着这个家庭？这都是医学的功劳哇，是医生们的功劳哇。"因为曾面对过病痛，所以深知医疗事业的发展对人类将会有着巨大的影响，由此而产生了感恩和回报之心，于是想要做出一点贡献。她说她做的只是一些小小的奉献。这确实太谦虚了，很多人还无法选择这样的"小小的贡献"，而她的做法，对医学事业的推动将是难以估量的。这是一个多么善良的老人！做好事的方式那么多，而她选择了很多人不会选择的道路；做好事的人那么多，却鲜有人可以做到像这样真正地不遗余力。在此，对黄奶奶表示由衷的敬意！

她告诉我们，她的女儿和丈夫起初对于她的决定是不理解的，也是不赞同的。但是因为她的坚持，最终也都签了字。她笑着说了一句话："我活着的时候，开刀都没什么感觉，我死了以后再开刀，又有什么了不起的呢？"这句话很直接，很"接地气"。听到这里我又不自觉地笑了，很佩服她可以把死亡和身后事说得那么平淡。

人出生时一无所有，走的时候也带不走什么。然而她却把她自己的生命拓展延伸，我觉得这样更是对自己生命的尊重，而不像有些人评价的那样，"死后还让别人给自己动刀子，是在糟蹋生命"。

之后，她和我们谈了一些为人处世的道理。说实话，我没有那么深刻的理解。她说："说话是一门艺术，我用了几十年也才学会一小部分。"或许是我不曾历经沧桑，不曾乘风破浪披荆斩棘，所以不能明白太多。不过我相信等以后我遇到的时候，便会领悟。

我很喜欢她。不需要讲太多的大道理，不需要咬文嚼字，在这个本应肃穆的会场上，她只是像和一群晚辈在一起闲聊，仿佛是树荫下摇着蒲扇在和小孩子乐呵呵地讲动听的故事。我很喜欢她，在述说自己经历的病痛时也能面带微笑。我很喜欢她，在面对家人的不赞同时的"倔强"。我佩服她，佩服她的智慧、勇敢、乐观、亲切，阅尽千帆却依旧心怀感恩，笑对人生，历经沧桑从而云淡风轻，不骄不躁。

今天有一件遗憾的事，就是有一个问题我没能问出口，我想问问她，在和工作人员接触的时候需要得到些什么样的服务，希望我们给予怎样的服务，有没有觉得我们的处理方式有什么漏洞或不妥。我从未接触过遗体捐献志愿者，也不知道今天这次算不算是一个千载难逢的机会。我想，或许我可以用别的方式去解决这个问题，我也不曾给过志愿者什么服务，所以更想知道前辈们是怎样做的。

正像今天座谈会的主题：感受人间大爱与奉献，化作我辈感恩与责任。

最后，祝愿黄奶奶身体健康，七十大寿生日快乐！

我相信遗体捐献部一定会发展得越来越好，让我们去刷新世人的眼光吧！

（黄艳棱，2014级中药学专业）

4. 黄奶奶心目中的医患关系

今天与其说是与遗体捐献志愿者的近距离接触，我更愿意当作是与一位陌生但却和蔼可亲的老奶奶的交流。被她开朗真诚的性格吸引，我喜欢叫她黄奶奶。

　　第一眼看到她时，她戴着一副金丝眼镜，有些许白但仍旧算得上黑的头发，嘴角微微扬起，和周围的一位老师低声交谈着什么，时而咧着嘴笑。座谈会发言时，我注意到她有些微微颤抖的手，原以为她是有些许紧张，后来交流过程中她大方直白地告诉我们说，她得了帕金森病。我有些震惊，有些同情，有些感伤。

　　当被同学问及愿意捐献自己的遗体时心里是怎么想的，黄奶奶很直白地说，死了葬进坟里，浪费土地。她也很开明地说，听说现在医学教育和研究用的遗体很少，自己的命是医生给的，捐了就当作是回报吧。而且人死后没有知觉，所以没有必要害怕，就算是做好事，做贡献吧。

　　最令我动容的就是，黄奶奶对于医患关系的客观开明的评价，对我们这些还没有进入医院的医学生也是个很好的启示。奶奶说，医生也有难处，遇到敏感多疑，又或者是存心找碴的患者和家属，医生有时也是束手无策。作为患者，奶奶当然也深刻体会到昂贵的医疗费用对患者以及家庭的沉重压力。奶奶虽然也遇到过庸医，但她仍然相信大部分医生都是好的，是为患者着想的。对于技术不熟练的小护士，她也是选择宽容。

　　奶奶最后很真诚地对我们提出殷切期望，就像是奶奶般叮嘱我们要学好医术，坚守崇高的医德。

　　没有任何大道理，黄奶奶用朴实真挚的言语，以长辈的姿态，亲切地为我们上了人生的重要一课。

　　　　　　　　　　　　　　（范春艳，2014级康复治疗学专业）

5. 生命的价值

自从上了"人体解剖学第一课"，听了老师讲过的很多遗体捐献者生前故事，就很期待能有机会跟遗体捐献志愿者有面对面接触的机会，想亲眼看到这是群什么样的人，亲自了解他们的真实想法。本来我下午是要去解剖实验室做关节标本的实证训练课题的，但是在知道有这个活动之后，就提前从解剖室溜去参加这次的座谈会。不得不说，"此一溜"觉得很值得。

从黄奶奶分享她捐献遗体的原因开始我就被触动了。有句话让我印象深刻："我的命是医生给的，除了捐献遗体之外，我觉得自己没什么可以回报的了。"其实在当今社会，很少有患者会想着要做什么来报答医生，更不要提因此而捐献遗体。更多的人都认为医生是无所不能的，治好疾病是理所应当的，治不好就是医生医术不够，就是医生的过错。很多时候我也会因为患者这样的看法而感到非常心寒与无奈，但是黄奶奶这番话让我感到很温暖、很感动，至少还是有患者是看得到医生的努力，愿意相信医生、感激医生的，也算是给了我更多的学医的动力吧。

黄奶奶讲述家人反对意见的时候，虽然大家听奶奶说，家里自己做主的时候都在笑，但是我真的很感动。这也是从一个侧面反映出奶奶想要捐献遗体的坚定决心。我也曾经不止一次听到过，因为家人的反对就放弃捐献的事情。这也让我想起了电视剧《青年医生》里面男主人公的奶奶临终前要捐献遗体的那一幕，尽管作为医生的儿子和孙子都不同意，但奶奶还是非常坚定地要捐献遗体。其实我并不是一个泪点很低的人，但是看着电视剧里那个奶奶坚定的态度，是真的非常感动，非常敬佩，也曾想过，"现实中真的会存在这样的人吗？"没想到这么快我就遇到了这样的捐献者。那一瞬间真的有一点泪眼朦胧。

最让我感动的部分，就是奶奶讲述自己与各种疾病抗争的过程。其实一开始奶奶说自己得过两种癌症并开过五次刀的时候，我还没有很强烈的感觉，但当奶奶详细讲述的时候，我是真的很震撼。奶奶遇到的每一种病，都不是什么可以轻易治好的病。如果换作是我，哪怕遇到其中的任何一种，应该都已经被吓趴下了。可是奶奶很多次说到她不害怕，她觉得自己很幸运，能遇到好的医生治好自己的病。这真的不是一般人能做到的。她讲述的时候脸上带着笑，一脸的乐观与积极，我真的感到震撼，真的不知道要如何用语言来表述当时心中的崇敬之情。

在医患关系上，奶奶的看法也让我受益匪浅。常年与医生接触的黄奶奶教导我们，医生确实难做，掌握说话的艺术很重要，要多赞美别人。当与患者发生争执的时候，作为医生必须保持冷静，说话要得体，不要让别人抓住口舌上的把柄。当奶奶告诉我们她玩微博和微信，还给我们推荐关注的时候，我真的觉得奶奶超级可爱！奶奶鼓励我们要做个医术高明的医生。我会一直记着她的鼓励，也会像奶奶说的那样，学会多为患者着想。

关于"生命的价值"这个标题，看似在文中没有提到，但其实前面所说的黄奶奶的各种精神都是在体现生命的价值。这个命题我很少思考，今天也只是在有感触的基础上稍加思考，还没能做出什么特别深刻的思考。但是正如徐强老师所说，思考人生是青年人所必经的一课，所以从今天开始，我想要每天睡觉前都想一想自己这一天做了什么，也想一想以后要做什么。积少成多，最后一定会有所收获！

（陈博武，2012级中医临床专业本科生）

二、教师的心声

教师，不仅仅是教书的职业岗位，更是教育的职责所在。教师在教育学生的过程中，对自己也是个自育过程。他们的付出，使学生得到了丰厚的"获得感"。他们为学生的成长而感动，也为自己的情感得以升华、人格获得完善而自豪。同时，也激励着教师在自己的岗位上继续用心、用功、用情。

1. 我的"人体解剖学第一课"

任何事情，都有开始；任何课程，都有第一课。

我在大学一年级的时候，作为一名医学生听了老师给我们上的"人体解剖学第一课"。同绝大多数医学生们一样，我怀揣着对人体极大的好奇心和对医学生涯的无限憧憬开始了这一门医学课程的学习。

成为一名解剖学教师伊始，第一次站在讲台上的我惴惴不安而又强自镇定，模仿着我的老师和同事，为学生讲授了解剖学的第一课，告诉第一次与医学课程打交道的学生们这门课程的学习内容和学习方法，我的解剖学教师之路也由此开始。

几天后，我在另外的教室里听到了教研室一位老教师讲授的"人体解剖学第一课"。这课堂，和我想象的不同，并不是学生的第一堂解剖课程，也不是介绍解剖的发展历史、学习内容与学习方法，更不是强调解剖学对医学的重要性。这堂课是为了向学生郑重介绍课程的特殊教学媒介——被称为"大体老师"的遗体标本。课堂上，我看到一位位学生的表情渐渐由忐忑、紧张变得严肃、专注。尤其当听到遗体捐献者的母亲说："我把唯一的孩子交给学校，请善待他"时，我被震撼到了，眼眶里瞬间充满了泪水，也发现很多同学也都在默默地擦眼泪。我想，这堂课肯定能在我们心里记一辈子。

还记得当时课上到一半时，恰好有一位老先生来到教研室咨询关于遗体捐献的问题。于是，老师邀请老先生给同学们在课堂上"现身说法"，谈谈自己的想法。老先生很朴实，并没有谈自己对于遗体捐献的想法，只是向大家诉说了自己身体的不适，也许在老先生眼中已经把同学们看成了医生。这些简单真诚的话语中表达的是对同学们的期待和信任。对刚刚步入医学院校的医学生们来说，还有什么能比期待和信任更能激励他们的呢？

捐献者用宝贵的身躯诠释了纯粹和无私的含义，使其生命以另外的形式存在，是其生命意义的升华。作为一名解剖学教师，我们有义务让我们的学生了解和掌握有关遗体捐献的知识，承担起向社会传播遗体捐献理念、知识和意义的责任与义务，更要让我们的学生具备"感恩，敬畏，责任"的情怀和价值观。只有这样，当他们成为医务工作者之后，才会真正地懂得去如何尊重生命。

如今，我也会给我的每一届学生上"人体解剖学第一课"，向大家郑重介绍我的另一位同事，学生的另一位老师——"大体老师"。我也会带领他们参加"大体老师"的迎接和送别仪式。我的学生在实验报告里说:"如果生活里没有老师,就好像万物没有阳光,如果智慧里没有老师,就好像鸟儿没有翅膀。虽然您没有开口给我们讲课,但您默默地给我们上了最珍贵、最温暖的课。""与'大体老师'朝夕相处的这些日子里,让我感受到了死亡也可以是一首赞美诗,是令人敬佩的,是生命的延续。我对死亡不再恐惧,对生命也会更加敬畏与珍重。"

看到学生在实验报告中留下这样的文字,我感到无比欣慰。我看到了一位位学生渐渐完成从大学生到医学生的身份转换。我想解剖学这门课程的意义,除了让学生能得到从医所必需的知识外,在带领学生迎接与送别"大体老师"的过程中,认识与了解"大体老师",体会生命的内涵和深度同样重要。

尊重,从了解开始;行为,由心而生,这是"人体解剖学第一课"的意义所在。

(牟芳芳,上海中医药大学人体解剖学教研室)

2. 从学生到教师的自我意识转化

我是解剖学教研室新入职的一名教师,还记得一年前入职的第一天,就正赶上了一场迎接"大体老师"的庄重仪式。我站在老师和同学中间,聆听着家属对逝者的追思,学生对遗体捐献者的感恩,凝视着"大体老师"那沉睡的面庞,内心感到了极大的震撼。我感慨,竟然还会有如此具有大爱之人,愿意奉献出自己的一切,只为给医学教育的资源献一份力量。随着时间的推移,我的工作经历逐渐丰富,我跟随老师们听课,参加捐献志愿者纪念活动,与捐献志愿者座谈,特别是听了我的带教指导老师的"人体解剖学第一课"后,深刻感受到了"大体老师"们的大仁大义之心，对"大体老师"的感恩和敬畏之情就深深印在我的心里。虽然我学医生涯已满十年，但却跟这些大一的同学们一样，是第一次认真思考，感受到这种教育的震撼。

与十年前不同，如今的我已经转换了角色，成为一名教师。我渐渐认识到，我们所从事的医学教育是最具有人文精神的学科之一，我们的人体解剖学又是大一新生入学后要学习的最基础的课程，我们教师有责任通过这门课程教授和带领，使同学们顺利完成由一名"学生"到一名"医学生"的认知转变。而人体解剖学这门课程充满了人文气息。我们的授课和"大体老师"们无言的示教，可以成为一把钥匙，打开同学们的心灵之门，使他们感知到自己肩负的责任，去传递"大体老师"们留在这世间的大爱。我越来越深刻地认识到，知识最终会被遗忘，但在人文思想方面获得的提升却是永恒存在的，这正是我们的解剖学专业课与德育教育相结合的意义所在。

犹记得那次有幸跟一位遗体捐献志愿者的聊天，交谈中时刻感受到老先生对人生的豁达，这种豁达真的需要八九十年的人生沉淀才能获得，我们晚辈只能通过交流领略一二。他们那一代人，经历过大起大落，更是经历过很多的生死别离，早已意识到离开人世是我们所有人共同的归途。他们可以很轻松愉快地谈论死亡，笑谈间嘱咐我们要妥善处理好他们的身后事，让自己的贡献最大化，实现自己奉献出一切的人生理想。他们的理想纯粹的像一块水晶，折射出的人性光辉，照亮了我们后辈人的路。

"我不知道您是谁，但我知道您为了谁，您让我们知道我们以后要为了谁。""通过这门课程，使我由对死亡的恐惧转化为对生命的敬畏和感恩。""您留给这世间的爱，由我们来守护……"看着同学们在课程结束后给"大体老师"留下的朴实却感人的话语，我作为一名老师，内心也一次次和同学们一起得到了洗礼和净化。从入职这里开始，我就无时不在为自己能幸运地来到这样一个充满人文关怀气息的团队感到自豪，为自己所从事的教书育人的职业而骄傲。在"大体老师"所奉献出的大爱的关怀下，我们的责任就是要将这份伟大的爱守护好、传递好，时刻怀着感恩的心，踏实做好本职工作，为医学事业的发展贡献出自己一份微薄的力量！

（王临梅，上海中医药大学人体解剖学教研室）

3. 医学生的第一课——从了解"大体老师"开始

如今的社会各种思潮涌动，各种价值观相互碰撞。作为一名医学教师，面对精神世界多元，青春活力四射的大学生，我们将如何把作为医生的使命和其内在的神圣意义在他们的生命中唤醒和点燃呢？如何能用这种神圣感冲碎那种"医生也不过是千万种职业当中的一种而已"的世俗感呢？医学生的第一课——从了解"大体老师"开始，就是基于此种情况下的一门唤醒和点燃学生内在情感的医学入门课程。

人体解剖学是医学生最早接触的医学基础课，课程的最佳教学媒体就是人的遗体标本，这也是令几乎所有医学生感觉忐忑且期待的课程。然而，老师们必须在第一课时就要利用学生的这种心理状态，顺势激发起学生内在对生命的尊重与敬畏。我们会告诉学生，此课程中的"人体"为什么不宜叫作普遍语义的"尸体"，而被称为"大体老师"，或"无语良师"（silent mentor）。简单的称呼改变却能带出内在意义的改变，学生们很快就能从忐忑且惊悚的心态转换成平和的心态，他们知道自己面对的不是一具冷冰冰的尸体，而是一位能教会他们些什么的老师。

这些"大体老师"生前都有他们自己的人生故事，是什么想法让他们愿意把自己的身体无偿地奉献给我们，允许我们在他的身体上手术切割呢？这也是学生们最想知道的。"大体老师"们都是生前就签署遗体捐献志愿书，或是基于个人对生命的感悟和理解，或是基于回报社会、回报医学，或是基于某些情感的影响等，亦如他们生前来信中提到的"因为我这种疾病极为罕见，既然现在找不出病因，希望死后能通过解剖来找到它，这样能帮助和我患一样疾病的人减少些痛苦……""当我的生命到了终点后，希望能以另一种方式存在，能使之更有价值……""我本来就是一名教师，希望在死后也能为学生们做些什么……"从这些来信中我们看到的不是想象中的高言大智，而是那么朴实无华，真情实感的流露。有时我想，当一个人走过或高山或低谷起起落落的一生后，终归会变得纯粹，不再计较得失，却更盼望还能做些什么，还能给予些什么，这是否可以诠释为善良？当我们和学生分享了这些的同时，自己的内心情感也同样会被升华。学生们脸上的表情不再是期待看到一具遗体标本的好奇，而是一种平静中的敬畏。从默哀到解剖操作，再到课程结束时的献花和敬佩献感恩卡，我们不需要再提醒什么，从学生们对待"大体老师"的态度和行为中，我们知道他们对"他"是尊重与感恩的。以一种默然无声的给予换来另一种默然无声的感恩，我认为这就是生命的美好，美好带出更多的美好。

医学生的第一课，重彩浓墨的职业责任感，也许并不需要豪言壮语和铿锵有力的宣誓，而需要一种自然柔和却贴近内心的触碰，触碰出对生命的敬畏和对自己职业的责任感。

我每个学年都要担负全英语留学生人体解剖学课程的教学，也许这门课是留学生在学习过程中印象最深刻的缘故，一旦有朋友或者亲人远道而来中国，留学生都会带着他们去参观解剖楼。除了会滔滔不绝地介绍自己是怎么上课，老师如何教，自己怎么做解剖操作，也会用学到的知识像个老师一样给朋友讲解人体的奥秘，也会在遗体捐献文化走廊"将老师讲过的故事再讲给他们听"。从留学生们描述时的表情和语言中，我知道他们从"大体老师"身上学习到很多很多。我的教学成就感也会因此更多了一分。

（郭春霞，上海中医药大学人体解剖学教研室）

4. 大爱潜行

时间如流水般悄悄逝去，沉淀下来的是对人生的感悟。我是一名解剖学教研室实验员，同时兼任红十字会遗体捐献接受站工作者。提到解剖，也许会让一些人觉得毛骨悚然。说到遗体捐献或许更多人的反应是一脸惊愕与茫然，三年前刚参加工作时的我就是这种状态。但是此刻，我很自豪拥有这份工作。人们都说工作能使人成长，我觉得我很幸运，能够在工作中遇到这些平凡而可爱的人，经历这些丰富的人间事，感受充满温情的"大爱"。

一天，一位自称"陆老头"的老人来到我的办公室，说是要捐献遗体："小伙子，其实我早就想来了，只是我女儿不太理解，签不了字。现在没事了，我女儿已经被我说服了。老头子我生前没什么大贡献，死后终归要化成黄土的，还不如将身体交给学生做研究，这样还能为医学做一点小贡献。"随后，我打了他女儿的电话，电话中他女儿低声抽泣地对我说："爸爸身患癌症，每天被病痛折磨得死去活来，我原怕他登记了遗体捐献后就再也坚持不下去了，但是爸爸昨晚告诉我说，活着不是害怕死去，而是害怕死后没有归属，能将遗体捐献给医学，他才会含笑离去。"老人终于如愿登记了遗体捐献，离开办公室时他笑得很开心，并一直感谢我们给他这个机会。第二年，老人走了，遗体告别会上根据老人遗愿，我们播放的不是哀乐，而是一首曲调十分明快的音乐，这是他生前最喜欢的音乐。家属送走了最亲的人，我们迎来了最可爱的"大体老师"。告别会结束时，我看着他女儿还伤心地在父亲的遗体旁哭泣，我也忍不住流下了眼泪，对着老人的遗体再一次深深地鞠躬：不是您谢我们，而是我们要谢谢您！

我们接触到的遗体捐献事例有很多。一天，我们办公室又来了一位要求捐献遗体的，但这次来的不是看破红尘的长者，而是一个年轻姑娘，跟我一样，二十出头的样子。她当时腼腆地站在门口，低声问道："遗体捐献是不是在这里登记？我想要登记遗体捐献。"我被她这话整蒙了，在想是不是听错了。我不确定地问了一句："你自己捐献？"小姑娘很郑重地说："对，我自己登记"。我们办公室其他的同事被惹笑了。后来聊了一会儿之后才知道，年轻姑娘才二十四岁，是在网上看到我们关于遗体捐献的"人体解剖学第一课"后被感动哭了，没跟家里人商量就偷偷跑来要登记遗体捐献。最后我们当然"婉拒"了这会年轻姑娘，让她回家跟家里人好好商量商量。才二十几岁的芳龄，还没好好地去体验生活、感悟人生呢，就考虑遗体捐献，这个话题过于沉重了。虽然没有登记成功，但她还是让我们特别感动。同样的年龄，我却没有勇气去考虑这件事。

遗体捐献者的故事很感人，这些默默无闻的人们无私地将自己的遗体捐献给医学事业，他们每个人都像一本厚厚的书，用肉体教育我们探索未知的医学领域，用大爱精神感动和洗涤着每一位医学生的灵魂。在他们身旁，学生们能深刻地感受到这份恩情和肩上所应担负的责任。

有一次我在办公室加班到晚上十点多，正准备回家，突然发现实验室里的灯还亮着，以为是学生下课忘记关灯了。走过去才发现偌大的实验室里只有一个女同学还在做实验。说实话，当时这样的场景连我都有点害怕。我"镇定"地说："同学，这么晚了还不回寝室啊？"那个同学抬头看了我一眼说："不好意思，老师，做实验忘记时间了，马上就回去。"我终于平复了一下心情又问道："这么晚了，你一个人不怕么？""有什么好怕的，我是在和'大体老师'对话呢。"女孩一边收拾东西一边说道。后来，一旦我遇到不了解我工作的人问我"接受遗体时怕不怕？"我就给他们讲这个女同学的故事，他们都会又惊讶又佩服地竖起大拇指。

人间有爱，大爱潜行。"大体老师"无私地将自己的遗体捐献给医学事业，医学生们努力学习，不愿辜负这份恩情。感谢这些可爱的人的无私付出，感恩身边默默奉献的伟大灵魂。相信明天会有更多的人免受病痛的折磨，明天的世界会更美！

（张斌元，上海中医药大学人体解剖学教研室）

5. 迎接"大体老师"

我是人体解剖学教研室的实验人员，也是红十字遗体捐献接受站的一名工作人员。我的手机24小时开机，时刻准备接听遗体捐献的相关信息，也就意味着24小时都要做好接受遗体捐献的任务。在这些过程中，可以接触到各种各样的人和了解发生在他们身上的故事。

2019年12月底，我接到一名家属电话，她咨询关于遗体捐献的事宜，本来以为只是一位普通的捐献者，但之后才了解到这名捐献者还颇为特别。打电话来的并不是捐献者本人，而是捐献者的妻子。她和自己的丈夫都在几年前登记了遗体捐献，丈夫虽然一直"健在"，但当时签字的并不是他本人，而是他的妻子。从电话中我慢慢了解到事情的来龙去脉。原来她的丈夫是植物人，已在床上躺了十多年。妻子一直不希望心爱的丈夫这样离开，十多年来尽心照顾，始终不离不弃，她说最近丈夫开始靠注射白蛋白来维持生命。在她的言语中我明显感觉到她的不舍和无奈。但最终让她做出遗体捐献的决定，还要从几年前说起。那时我校宣扬遗体捐献和"大体老师"大爱大义教育学生的事例在社会上引起了普遍关注，各类媒体也广泛宣传。这位家属正是看了媒体的报道才了解到"大体老师"这样一个特殊群体。妻子正是在那时毅然决定，夫妻二人一起捐献遗体。她说："活着的时候要开心，死后要把遗体捐献给上海中医药大学，为培养医学生做一点贡献。"真是满满的正能量啊。很多家属说得最多的一句就是，希望给医学事业多做点贡献。这也体现了"大体老师"们对生命意义的诠释：您虽无言，但您将用自己的身体给医学生做最生动的医学讲解。让学生学会尊重和敬畏生命，大舍大爱，济世仁心。谢谢遗体捐献者，如果真的到了那一天，我们必怀崇敬之情，迎接您的到来。

每次举行遗体捐献告别会前,我们都会给"大体老师"进行简单的化妆和整理,是为了维护逝者的尊严,也是让家属在最后的告别时刻能够得到慰藉。我们也常常会组织学生参加告别会。在学生代表向"大体老师"读出感恩词的那一刻,在场的人们很多都潸然泪下。当家属和学生们依次上前为"大体老师"鞠躬献花的那一刻,当背景音乐《生命之歌》的旋律在告别厅响起时,思念与感恩之情已无法用言语表达。那一刻时间好像凝固了,我好像能感觉到家属对亲人的无尽思念和学生对"大体老师"的感恩与敬畏。因工作的原因,我组织和参加了无数次这样的告别会,但是我从未产生过麻木之感,每一次我播放由遗体捐献登记者创作的《生命之歌》,都会心生感恩之情,敬畏之心,责任之感。告别会结束时,家属都会跟我亲切握手,他们简单的一句"谢谢",正是对我们遗体捐献工作的肯定,令我们倍感欣慰,这场景也时刻激励着我们要时刻铭记遗体捐献接受站的工作三原则:敬重逝者,慰藉家属,教育学生。

(朱青春,上海中医药大学人体解剖学教研室)

6. 人体解剖课与仪式教育

从医者必先尚德、习礼、尊仪。医技和医德如鸟之双翼,缺一不可。如何在医学生日常专业学习中润物无声地贯彻、渗透医德教育和人文教育,是我们始终在思考关注的问题。

带着这个问题,有幸观摩了张黎声老师的"人体解剖学第一课"。解剖学教室里,师生们穿着白大褂,与众不同的是,摊着书本的桌子下,就是可供学习的教材——"大体老师"。这对于第一次进入解剖学教室的我来说,还是颇有些忐忑不安。虽为绪论课，张老师并没有直接介绍课程的重要性、主要内容和学习方法，而是用平实的语言，借助大量的照片回顾和介绍了上海中医药大学遗体接受站的建立、志愿者的活动等。

在讲述遗体捐献者的故事以及往届学生课后感言时，整个教室的气氛凝重、肃穆，使每位同学动容、含泪，却又有着一份别样的温情。

此时，张老师说了一段令人印象深刻的话："在我们的解剖课上，真正的老师是'大体老师'，而我能教你们的只有30%。让我们向'大体老师'默哀致敬！"学生们自发有序地围绕解剖台肃立、垂目、默哀。这时候，相信行礼的学生们所面对的不再是冷冰冰的遗体，而是深刻地感受到捐献者无私的奉献以及对医学生寄予的无言希望。仪式结束，解剖操作课正式开始。可以看得出，学生们自始至终都是怀着敬意、感动和责任在学习。

人体解剖学这门课整个教学过程中，包含了一整套仪式活动，除了解剖前的默哀、整个课程中强调的操作礼仪，还包括了课程结束时献花和敬献感恩卡，组织学生参加捐献者的追思会，到捐献志愿者家中访问，与捐献志愿者面对面交流等。所有这一整套环节的创设，都是期望通过仪式文化的感染力，提升医学生的人文素养和医德修养。

仪式是自古以来就有的一种重要的文化现象和珍贵资源。仪式并非可有可无，而且是非常必要的。如果不是有意识地创设一个敬畏、感恩的仪式氛围，传统的解剖课，也许就是一门纯粹的医学操作课，遗体标本和其他教学工具并无本质的区别。科学和人文、理性和情感也不会碰撞出同学们在课后感言中所迸发的火花。

课后与张老师交谈，为何在课堂上要进行这些仪式，创设与学生心理上的"仪式感"。张老师说："这种效果其实并不是我们老师的能耐所能形成的，而是一种本置于学生心中的文化的力量在控制着学生的意志和感情。我们所做的一切，只不过是为课堂创设出一种文化的情景，并将其以仪式的形式呈现出来。"

在中国传统文化中，"慎终追远""入土为安"是主流思想。哪怕是医学院校的师生，也未必有主动自愿捐献遗体的初心。但是，通过这一整套仪式感染，单纯的遗体捐献行为，在教学使用过程中，强化和升华成富含着对生命的热爱和尊重，以及对医学发展和对人类进步的奉献行为。这无疑会激励学生们重新自我确证，在思考生命的意义、死亡的价值时产生共情认同。

贯穿于整个解剖学课程的一整套操作规范，被设计成仪式的一个重要组成部分，这种规范每次操作都会反复强调、演示和操练（由教师要求和引导，到学生自律和自觉），在实际教学中取得了良好的效果。不仅使解剖学知识得以规范、顺利地传承，而且潜移默化地让学生在心怀感恩的同时，将书本知识内化为学生自身的技能和修养。

同时，仪式也关系到教学秩序、人际交往秩序的维系。在解剖学课程的每个环节，如操作时、家访时、默哀献花时、追思时，其实都是在教育学生如何遵循约定俗成的礼仪秩序。这种符合礼仪规范的秩序感的建立，对于医学生将来更好地处理医患关系必有助益。

解剖学课程中一整套仪式的创设和展演，正是围绕着培养妙手仁心、德艺双馨的医学人才的目标而设置的。在解剖学课程中引入仪式文化的熏陶，是我们践行进一步提升医学生科学素养和人文素养的独特尝试。通过了解学生课后的反馈和感言，我们也深刻感受到仪式文化在自我确证、知识传承和秩序维系中，切实取得了育人效果。

（陆向荣，上海中医药大学马克思主义学院）

7. 做好红十字志愿服务育人工作

我是一名学校红十字会的专职教师，2012年12月我们成立了遗体捐献志愿者服务部（学生），确立了志愿服务、宣讲传播等职责和我校的人体解剖学教研室、遗体捐献接受站一起开展了内容丰富、形式多样的志愿服务活动，例如：家属回访、捐献者家访、知识培训、参与遗体告别、与区县志愿者组织交流等，充分发挥了学校优势，将遗体捐献志愿服务与医学生的德育教育、人文素养的提升相结合，让更多的医学生参与到遗体捐献的事业之中，服务他人，感恩社会。在实践中，总结出了我们的工作理念和原则：敬重逝者，慰藉家属，教育学生。以上活动的开展使得遗体捐献志愿服务成为我校志愿服务独特的品牌。

这些年来，秉承这样的理念和实践以及一系列志愿服务活动的开展，我校红十字会得到了遗体捐献者及其家属的支持和肯定，取得了20年来"零投诉"的工作成绩，获得了良好的社会效应。我和同学们认识了很多可敬的捐献者，也和他们结下了深厚的友谊。与此同时，我也见证着同学们的变化，我看到了他们对学习的积极态度和参与志愿服务的浓厚兴趣。参加每次的志愿者服务，需要多方面知识的应用，同学们查阅大量的资料，主动去学习新的知识，并在与捐献者的交流互动中获得体验、获得进步。尤其作为一名医学生，他们不仅提高了自己的社会工作能力，还在遗体捐献者的感召下明确了作为一名医学生的责任和使命，主动承担了自身的社会责任，继续传递着这份大爱。这也正是红十字志愿服务育人功能最好的诠释和体现，也是我们红十字志愿服务工作者所期望的。

（丁晓露，上海中医药大学红十字会）

8. 疫情期间的邂逅
写给王爷爷的一封信

尊敬的王立准爷爷：

您好！

可能这封信写得太突然，不知道90多岁的您，在过了这么段日子后还记不记得我，这个在新冠病毒疫情的特殊时期和您不期而遇，曾有一面之缘而受到很深刻教育的一名解剖学新教师。

那天见到您的每一个场景仍然很清晰地印刻在我的脑海里。疫情期间在办公室值班的我接到学校门岗打来的电话，说是有一位要走访解剖楼的老爷爷。我赶紧跑到学校大门口，远远就看到了头发已经全白的您。因为疫情期间的严格管控，保安师傅们只能放行有通行证的本校教职工，您跟他们解释道：您老伴的遗体已经在一周前捐献过来了，所有手续都是您一个个亲自办的，就差一张您老伴的过世证明。虽然现在快递都很方便了，但您找谁送都不放心，非要自己跑一趟把这张证明递到我们手里才行。您淡淡地说，自己已经90多岁了，也填写了遗体捐献登记表，将来也是要送到我们这里来的。现在出门跑一趟很不容易，您还想看看将来的归宿环境是什么样的。您也缓缓地讲着这一路的不容易，您转换了好几趟公交车，一路问道才找到了这里。几位值岗的保安大叔听着也都十分受感动，他们说，看到老爷爷拿的死亡证明就知道咋回事了，觉得他们都很伟大，为了教育事业贡献了自己，不能让老人白跑一趟，更不能凉了老人的心。经过打电话向主管领导请示，并做了详细的登记和体温检测后，特准放行。

正值疫情期间，校园里空荡荡的，几乎没有行人。我带着您从学校门口一路向解剖楼走来，介绍着每个建筑物和人文雕塑。您感慨着学校面积大，环境好，各种设施完善。到了解剖楼，我们参观了遗体捐献志愿者纪念园和《大爱》纪念碑，参观了遗体捐献文化走廊，您非常仔细地将展品全部都看了一遍，时不时还停下来读一读。您看了"学习园地"上同学们的实验报告、"生命·人文·解剖绘图比赛"作品展示，直夸同学们上课认真，有想法、有创意。在送您出校门的路上，从您一直不停地说话可以看出来，您的心情比走过来的那一路上明显好了很多。我猜也许是因为您对我们的校园景色很满意，也可能对同学们的认真学习的态度很满意，也可能您对我们解剖学的教育成效很满意。您突然对我说起来，为何要捐献遗体，以及对身后事的打算，强调着活着的阳光和去世后仍能与老伴在一起的宁静。还说亲眼看到了老伴"住"的地方是这样的，心就放下了。从跟您一路的交谈中我感受到，您一点也没觉得自己和老伴做出这样身后事的选择是多么伟大，在您的眼中，只是选择了一个自己喜欢的离开方式。而在我看来，您就是伟大而不自知。您平淡地讲着自己的计划、想法，欣慰地笑着，在一旁的我内心已经波涛汹涌，眼眶湿了好几次。您一路上未曾说过一句教育我的话，可我却觉得一路上都在受着您的教育。您的内心纯粹得就像是一块水晶，折射出的人性光辉，照亮着我们后辈人的路。

我事后又将整件事情梳理了一遍，不禁产生了些许惭愧和遗憾。

我想起了您看到小路一旁倒在地上的共享单车，缓缓走过去，把拐杖放在地上，把车扶了起来。我当时就感到了十分惭愧，因为那辆单车已经落满灰尘，在那里倒了不知道多久。我也曾多次看到那辆单车，在我看来它就是一堆待收走的破铜烂铁，但在您眼中，它还是一个有尊严有功能的物件，不应像垃圾一样堆在地上。

更让我惭愧和后悔的是：我居然没有叫一辆出租车送您回去！这件事情让我纠结了好几天，它也必将会成为我以后为人处世的一面镜子。

在陪同您的一路上，面对您的轻声叙述，我竟不知如何组织语言向您表达我们教师和同学们对您和其他捐献志愿者的感恩之心。只是找到几个版本的《心路》小册子拿给您。好在里面记录着同学们对"大体老师"表露的感恩心声和承诺，希望您看到之后能感到欣慰。希望您知道，您的伟大付出没有白费，同学们在"大体老师"的教育下，不仅专业知识获得了很大的提升，思想境界也能获得很大的提高，更学会了付出，并立志将来努力学习成为一名良医，奉献社会，把爱传递。

最后衷心祝愿您，身体健健康康，日子幸幸福福！等疫情过去，我想带领同学们登门拜访，去您家里坐坐，听您讲讲年轻时候的故事，陪您聊聊天，唠唠嗑。您不是还说，对我们学校的中医药博物馆感兴趣吗？待到春暖花开，我一定会带着学生去您家里，接您过来，陪您参观。我们到时候见啦！

（王临梅，上海中医药大学人体解剖学教研室）

9. 疫情期间的感动与温暖

从2020年初的寒假开始，我们的心情大多时候都是灰色调的，祈盼疫情结束，期盼受到新冠病毒感染的人们早日恢复健康，期盼能早点开学和正常工作。同时发生的那些感人的故事，也给我们带来了温暖、感动和希望。如：医务人员不顾危险的逆行援助，在工作岗位上不顾自己安危的职业道德，全国一盘棋，一方有难八方支援……充分展现了党的领导、国家的力量、人民群众的齐心协力。

作为解剖学教师，最感到揪心的事情莫过于在疫情中被病魔夺去的鲜活生命。最被为探究、战胜病魔而捐献出遗体做病理解剖的逝者和他们的亲属们感动。2月16日我们看到一则信息：首例新冠肺炎病理解剖得以进行！因为此次疫情的肆虐来得凶猛，人们从认识上到医疗行为上都是一场遭遇战，来不及细致的准备。从遗体捐献者的病理解剖获得的是第一手资料，让医学工作者不再仅仅只是按照以往的理论和症状来推测。从病理解剖中找到的直接的病理依据，让医学专家们可以从器官学、组织学、细胞学的形态，甚至从分子学角度去研究和判断，为医疗提供了新的思路和方案，从而挽救了许多人的生命。至今获知，一共进行了遗体捐献病理解剖29例。我们解剖学教师都清楚地知道，这些遗体捐献背后饱含逝者家属的理解和支持，我们都深深地懂得这其中的勇气、决心、奉献精神和高尚情怀。后来又从不同的媒体上看到了95后护士李慧"如有不幸，捐献我的遗体做研究攻克病毒"的叮嘱，还有兰州城关区爱心驿站公益协会会长、共产党员葛修琼"如果感染新冠肺炎不治，准备捐献遗体"的遗书。我们在平时接触到许多遗体捐献登记者说过类似的话语，但是此情此景下再次看到这样的语言，就会更加增添了一份特殊情感。他们都是通过这样一种方式，完成了伟大的生命传承，用宝贵的身躯诠释着生命的意义。

在这样的情形下，我们教研室的老师们虽然不能像一线医务人员一样奔赴抗疫第一线，但也都在尽其所能做一些工作，准备网课，进行网上辅导和答疑。当人们都在响应号召居家隔离时，我们遗体捐献接受站的两位老师却是24小时开着手机，随时准备接收信息，随时准备出发以完成自己的任务。在此期间他们接受了十多位"大体老师"。在疫情背景下，他们知道亲属们无法为自己逝去的亲人举行最后的告别仪式，十分理解此时此刻他们情感上的不舍，就在遗体接受的各个环节做出"仪式"感，替亲属们最后送一程，以告慰逝者和家属。这样的工作使两位老师"感觉到也像一线抗疫的医护人员一样的神圣和光荣。"

再过几天就是清明节啦。往年的清明节，我们都要在校园和学生一起举行"缅怀遗体器官捐献者活动"，带领学生参加"上海市红十字会遗体器官捐献纪念周活动"，召开"学生与遗体捐献登记者座谈会"。鉴于今年的特殊情况，我们设计了特殊的系列纪念缅怀活动：在教研室老师群和正在上课的学生群里，分享、宣传、学习疫情病理解剖相关视频和文字资料，感受为医学事业和拯救他人生命的遗体捐献者及其家属的大爱和大义，培养学生"感恩社会，敬畏生命，心系责任"的价值观。将老师和学生对遗体捐献者的缅怀之情，以文字和图片的形式上传到解剖学教研室网站的"遗体捐献者纪念馆"里。

正像解剖学教研室老师说的："作为遗体接受站的工作人员，我会谨记我们的工作三原则：敬重逝者、慰藉家属、教育学生。做好我们的接受工作并得到家属的认可是对我们的最大肯定，也是对遗体捐献者的尊重和告慰。""愿这次灾难过后，我们依然心怀热望，邂逅向前。愿我们每个中国人都做一个勇敢善良的人，能够在自己被需要时发出光来，用点点微光，照亮黑暗，温暖人间。""我不会忘记他们，也希望我的学生不要忘记他们。盼望这些人的甘心付出终将转化为学生们未来回馈社会和他人的最强动力。"

校园杏花开了，柳枝挂绿了，疫情也基本被控制。随着清明时节到来，天气渐暖，被那些故事温暖过的心又变得热了起来。我们又可以回到久违的校园，将疫情期间聚集的能量释放于教育教学和科研工作中。

（邵水金，上海中医药大学人体解剖学教研室）

三、走进遗体捐献者的内心世界

1. 我的心声我的歌

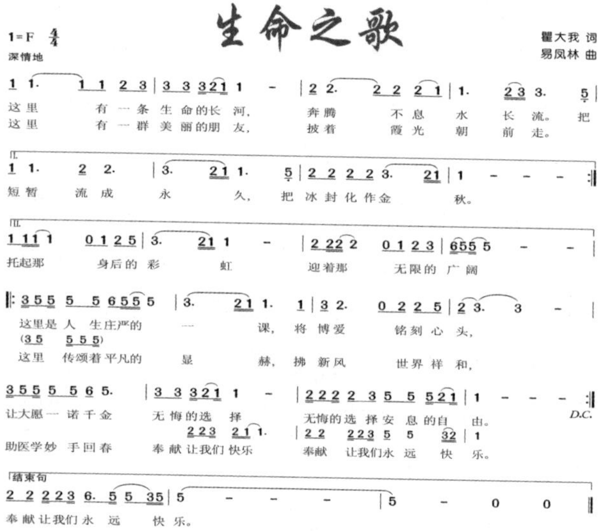

图7　瞿大我先生创作的《生命之歌》

我真的是"六十岁学吹打"。2010年10月在我61岁生日之前，我平生第一次创作的歌词《奉献让我们快乐》——嘉定区红十字会遗体（角膜）捐献登记者联谊会会歌，由作曲家易凤林谱曲，在上海音乐出版社录音棚录制成功。上海市红十字会党组书记、常务副会长马强听过样带后大受感动，将歌名定为《生命之歌》。11月16日，全国人大常委会副委员长、中国红十字会会长华建敏到嘉定视察红十字会工作，我在会上唱了这首歌，得到领导的一致赞扬。初次尝试的成功，对我这样一位在音乐方面尚未入门的外行来讲感受颇深。诗言志，歌咏情。《生命之歌》是我退休前后这几年中真情实感的自然表露。

《生命之歌》是一首对捐献遗体（角膜）善举的意义和捐献者崇高精神的赞美之歌。捐献遗体（角膜）是一件利国、利民、利子孙后代的大好事。其最直接的贡献是为人类攀登医学高峰提供基石，因为人的遗体解剖和其他作用，对医学研究和医学教学的发展关系很大。但是，由于种种旧思想、旧观念的影响，在中国推动这项善举的阻力还相当大。面对这样的国情，我们怎么办？那就是从我做起，尽早自愿加入捐献遗体志愿者行列，以自己的行为弘扬红十字精神，倡导社会移风易俗的新风尚。

我的老岳父——一位今年101岁的嘉定区徐行镇政府退休干部，在2007年就到嘉定区红十字会办理了遗体捐献登记手续，并立下遗嘱，要求子女将来落实其捐献大愿。我和爱人以及儿子在老人的感召下都登记加入了志愿者行列。嘉定区红十字会于2009年5月27日召开大会，成立"嘉定区遗体（角膜）捐献登记者联谊会"（又称"春蚕之家"联谊会），为我区自愿无偿捐献遗体（角膜）登记者提供了互相交流、互相学习、给予人文关怀、互相服务、帮助的新平台。

当时，我在联谊会担任副会长，在开展联谊会工作和活动过程中，了解了很多很多感人的故事。在这支神圣的队伍中，有我区红十字会的退休老会长夫妇；有经受过生死考验的离休干部；有我们十分熟悉和敬重的老作家、老诗人、老演员、老教师；有机关干部，更有普通的工人、农民；还有身患癌症的年轻白领和被他精神所感动的父母亲……他们用自己无私奉献的感人行为谱写了一曲曲世上最动听的乐章。

音乐有很强的感染力、震撼力，音乐更能表现内涵丰富、感人肺腑的遗体捐献事业。一个个感人的故事，无数次的真情拨动，使我平生第一次产生了歌词创作的冲动。历经半年磨合，我和易凤林老师一起完成了这次非同寻常的创作任务，用优美的旋律和感人的歌词抒发对遗体捐献志愿者和红十字精神的赞美之情。

《生命之歌》也是我——一位退休老人追求晚年生活新价值的实践之歌。退休后干什么？我思考许久，觉得还是干自己喜欢干、能干好、别人（社会）又需要我干的事。退休至今的10年中，我全身心地投入了红十字志愿服务工作，先后担任全国和上海市及嘉定区遗体和器官捐献志愿服务队等10个团队负责人。我和妻子一起放弃节假日休息，捐款3万多元，坚持做好遗体捐献登记、遗体接受协调和宣传、缅怀、纪念、人文关怀、人道救助等工作，受我们影响，仅嘉定镇街道就有500多人登记遗体捐献，100多人实现捐献。我坚持热情传播红十字文化，继《生命之歌》后又创作了全市首支红十字青少年之歌以及电视片《生命的华彩》等，担任微电影《"大体老师"》主演，担任责任主编编辑了50多万字的《嘉定红十字》报和20多万字《大爱三十年》等征文集，拍摄红十字会活动照片数万张，整理嘉定区红十字会20多年文书档案，创建红十字文艺宣传队和宣讲团，开展宣传活动900多场次，受众近10万人次……

有时，我也觉得压力很大，很累。但当一件件事情办妥时，又会不断产生成就感。于是，我仍保持着良好的精神状态和愉快的心情，尤其是进一步培养了我自主学习、快乐学习的习惯和能力，与时俱进，不断接受新事物，不断丰富自己的内心世界，让自己不断成为一个精神上优秀的人，让自己的内心永远是充实的、快乐的，让自己的生活永远有意义。在《生命之歌》等文艺作品中，我就是用歌声向朋友们传递了这么一种人生感悟。

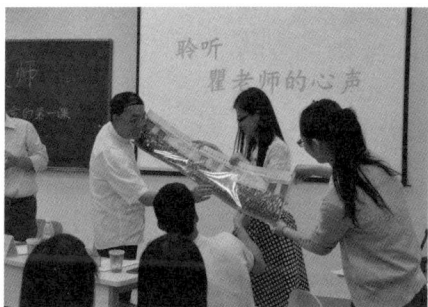

图8　瞿大我先生与学生座谈　　　　图9　听瞿大我老师讲故事

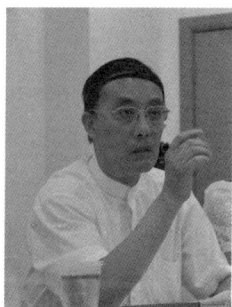

（瞿大我，上海市嘉定区遗体捐献志愿者）

2."秦老爷子"的故事

编者：这封信来自一位愿将遗体捐献给我们学校的老人，我们都习惯地称呼他"秦老爷子"。在编辑《心路》第三版时，我们让秦老师做审稿人，下面是事后我们的几次信件来往。

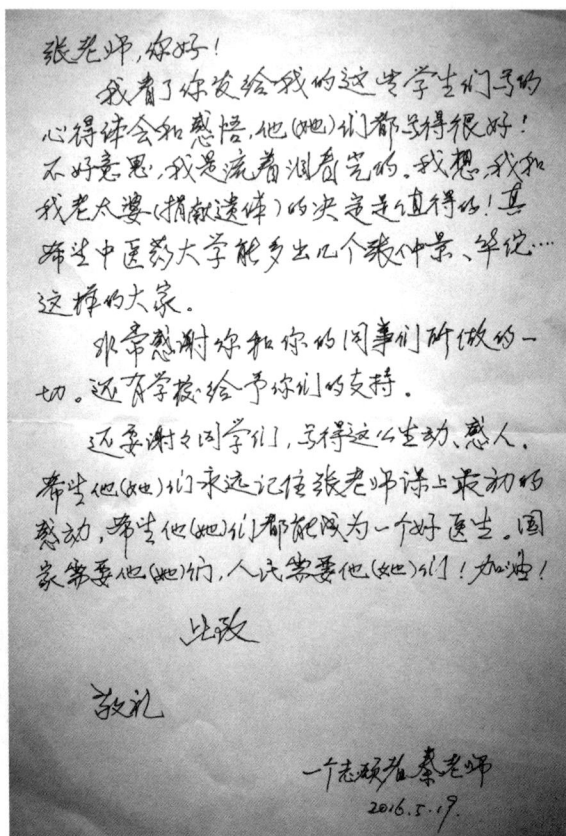

图10　秦老师来信原件扫描

张老师:

你好!

我看了你发给我的这些学生们写的心得体会和感悟,他(她)们都写得很好!不好意思,我是流着泪看完的,我想我和我老太婆(捐献遗体)的决定是值得的!真希望中医药大学多出几个张仲景、华佗……这样的大家。

非常感谢你和你的同事们所做的一切，以及学校给予你们的支持。

还要谢谢同学们，写得这么生动、感人，希望他（她）们永远记住张老师课上最初的感动，希望他（她）们都能成为一个好医生。国家需要他（她）们，人民需要他（她）们！加油！

此致！

敬礼！

一个志愿者　秦老师
2016年5月19日

张老师的回信：

秦老师：

您好！

我将您给我的回信转发到我的学生群里了，还当着学生的面读了您的回信。回信令他们非常感动，有几位同学的眼泪都流出来了。他们都托我向您表示感谢和问候。我有个想法：能否将您的这封信原件（扫描）编辑到这册《心路》中？因为我想：这些话也是你们这个群体的愿望。这些话一定会对同学们有很大的激励作用。

秦老师的回信：

没问题。只要有利于工作、教学、弘扬人文精神，只要你觉得合适就行。我只是14亿中国人中的一位。

这位秦老爷子，在每个星期天，都会在解剖楼的大厅里坐一个小时，每次都带着一个iPad，风雨无阻。这是为什么呢？秦老先生和他的老伴都是上海中医药大学的遗体捐献者。一年前，老伴去世了，遗体捐献到学校，因此，老爷子每个星期天一定会来这里，在距离老伴最近的地方翻看着iPad中的影像，回忆着和老伴原来的生活痕迹。有一次校园活动中，他对学校的党委副书记说："我和老伴都是共产党员，当初老伴来到这里，身上覆盖着一面党旗，我希望在我去世之后，请也在我身上覆盖一面中国共产党党旗，除此之外，我别无他求。"

秦老师也算是我们的一位业余编外辅导员，他经常来学校与同学们一起活动：参加"感恩遗体捐献者"座谈会，带着家人来参加"遗体捐献者纪念园""纪念碑"的揭幕典礼，和师生一起举办"清明，感恩和缅怀遗体器官捐献者"活动。他在和学生交谈中说过最多的两个字就是"坚持"："同学们，学习中医药是个艰辛的过程，你们一定要坚持下去，振兴中医药事业，今后就靠你们啦！

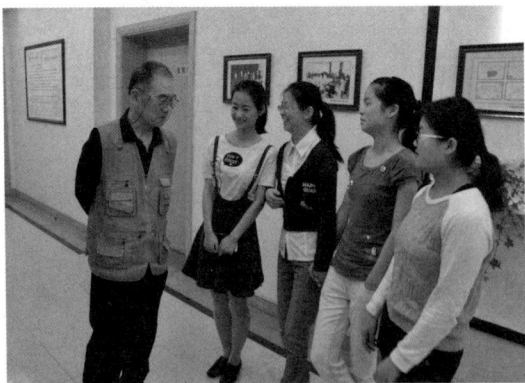

图11 秦老师和同学们在一起

3. 一次不平凡的签字

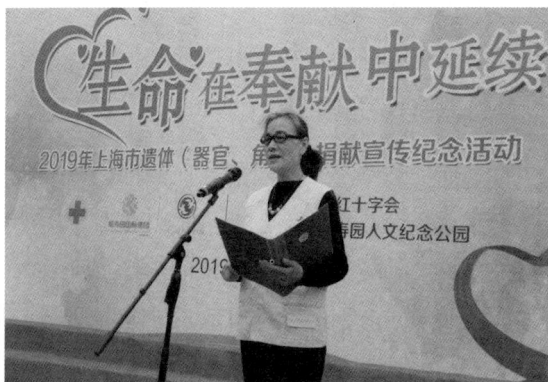

图12　尹伊老师在遗体捐献纪念活动中讲话

2003年我做居委会干部时，一天我陪小区的侯妈妈参加上海电台在街道召开的遗体捐献志愿者座谈会，听他们自愿把遗体交给医学事业的情真意切的心声表达，深深打动了我，我当场表示向他们学习。但需要我的家属签字时却遇到了麻烦，我爱人舍不得我，多亏女儿理解支持，使我如愿以偿。

在北京的母亲知道后也不理解，在电话那头流泪了。幸好姐姐帮忙，常给母亲讲遗体捐献知识及其对医学事业的贡献，母亲终于被说服了。但外面也有风言风语说，好好一个人，不能保全身体，还要让医学生摆弄，太吓人了。我上山下乡时做过医生，知道因遗体缺乏使医学生参与解剖机会太少，是会影响医学教学乃至医疗临床质量的。所以我特别理解人体解剖对医学的重要性，心里早有身后捐献遗体的念想。如今遗体捐献登记后，更坚定了变无用为有用，能成全后人的信念。更让我欣慰的是，我爱人在2015年也毅然签字登记捐献遗体了。

十多年前，浦南文化馆一位诗人到上钢收集素材，创作了诗朗诵《生命的延续》。我作为原型，参加10场浦东新区精神文明巡演。每当写满遗体捐献者签名的展板出现在舞台中央时，我在观众惊叹的目光和热烈的掌声中，读懂了"赠人玫瑰，手有余香"的真正含义。法国一位作家说过，要撒播阳光到别人心中，总得自己有阳光。宣传遗体捐献，就是把自己心中的阳光播撒给他人，这不仅仅是一次签字，而是庄重的承诺，更是献给生命延续的珍贵礼物。如今，上钢遗体捐献联谊会从几十人发展到三百多人，这仅是上钢一个街道，但它是浦东新区乃至上海市遗体捐献正能量的象征。青浦福寿园青松翠柏，氛围庄严。我站在镌刻着已经实现遗体捐献志愿者纪念碑前，敬佩之情油然而生。他们是最可爱的人，值得永远铭记，值得后人赞叹。

我性格开朗，人生观也很阳光，今生活得洒脱轻松，身后再做最后奉献，活出一个精彩人生，活出一曲生命之歌。

（尹伊，上海市浦东新区上钢新村街道遗体捐献志愿者）

4. 两封特殊的来信

图"13　杨崇仁先生的来信（摘选，详见下文）

“振兴中医药事业我举双手赞成。我的余生不多，个人的力量又十分菲薄。我愿在有生之年将我所学尽力奉献社会，身后则以捐献遗体为振兴中医药事业略尽绵薄之力。”

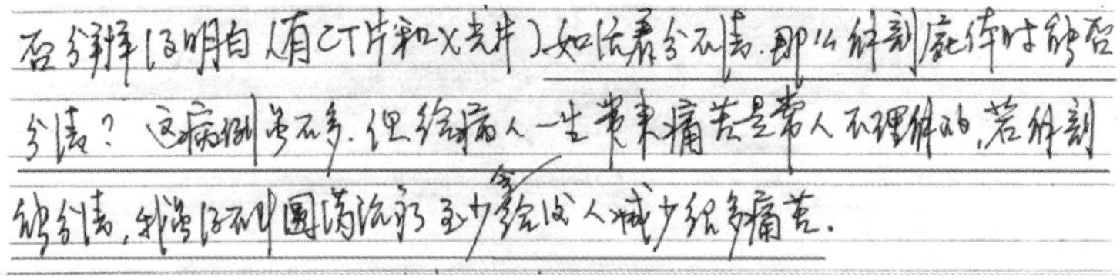
否分辨得很明白（有CT片和X光片）。如活着分不清，那么解剖尸体时能否分清？这病例虽不多，但给病人一生带来痛苦是常人不理解的，若解剖能分清，我虽得不到圆满治疗，至少会给后人减少很多痛苦。

图14　一位患者的来信（摘选，详见下文）

……“如活着分不清，那么解剖尸体时能否分清？这病例虽不多，但给病人一生带来的痛苦是常人不理解的。若解剖能分清，我虽得不到圆满治疗，至少会给后人减少很多痛苦。”

看到上面这段话的时候，我的嗓子里不知被什么东西堵着，竟是感到呼吸困难。一个平常、普通的患者能够拥有这么宽广的胸襟，把所有的信任都给了医生，没有治愈，他非但没有埋怨，反而希望通过牺牲自己的躯体去为后人做贡献，难道我们不应该为他的善良与胸襟感动吗？当你还在顾及着医院或自身利益，给患者开一些不必要的化验单或是昂贵的药物时，当你用一种嫌弃的眼神看那些传染病患者时，当你爱答不理，高高在上地对待垂死挣扎的贫穷患者时，内心不应该感到一丝丝愧疚吗？如果我们每个医生也像他们一样拥有一个善良、充满信任的心，那么，我相信，很多患者不用受那么多苦。我希望每个医生都做到：立业先立人，立人先立德。

（李晋平，2015级中西医结合专业研究生）

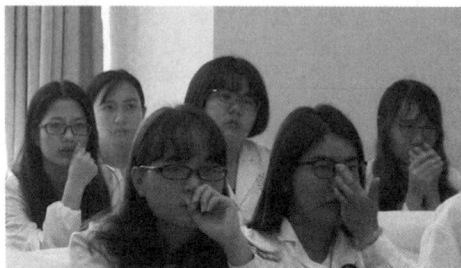

图 15　学生上"人体解剖学第一课"被感动的情况

5. 轮椅上的白衣天使

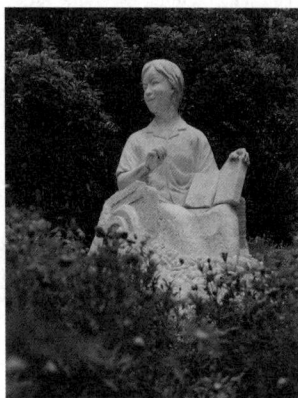

图 16　"轮椅上的白衣天使"陈海新塑像

　　这座耸立在学校 8 号楼前绿树丛中的白色大理石雕像，雕刻的就是被誉为"轮椅上的白衣天使"的陈海新。她是 1993 毕业于上海中医学院（上海中医药大学的前身），被分配到周家渡社区卫生中心。她身患颈髓空洞症和先天性小脑扁桃体疝。颈髓空洞症导致她下半身瘫痪，不得不坐在轮椅上生活，坐在轮椅上为患者看病，而先天性小脑扁桃体疝，却像挂在她身上的炸弹一样，不知道何时就可能夺去她的生命。忍受着这样的痛苦和心理压力，陈海新在她短暂的14年工作期间，共为23万人次患者提供医疗服务，最多一天的接诊量达118人。她待患者如亲人，工作态度和蔼，医术精湛，被社区群众称为"轮椅上的白衣天使""人民健康的守护者"。陈海新的同事曾经告诉我们："海新在坐诊时，几乎不喝水，但是中午休息和下班时，她却猛喝。后来才得知，她是怕喝了水，尿就会多，就会麻烦同事推着她到卫生间，也会耽误群众就诊。"海新的妈妈看着女儿痛苦，跟女儿商量着能不能找一种"狠药"来试试治疗这种病？海新对妈妈说："妈妈，我不能用任何'狠药'，因为我死后是要将遗体捐献出来的，我这病是个非常难得的病理标本，如果用药物破坏了就不好了。"海新去世后，我们在她的日记本上发现了这样一段话："我的病无药可治，生命注定短暂，所以多做一些工作，我的生命价值就大一些。"

6. 为了亲手签上自己的名字

姚月娟是嘉定区徐行镇大石皮村五组的一位90岁的农村妇女。老人一生含辛茹苦，勤俭持家，邻里关系很好。虽然她不识字，但通情达理，教子有方，培养儿子成为村里第一代大学生，儿子又培养孙女成为清华大学的研究生。一家人的生活幸福美满。

姚月娟虽然是个普通农民，但她不相信封建迷信旧习俗，心胸豁达心态好。在儿子登记成为遗体捐献志愿者之后，她和丈夫两人也表示百年之后将遗体捐献给国家的医学教育事业，她期待他们这些农村最普通的老百姓也为社会发展做出一点贡献。为了充分表达自己这一庄严的承诺，老人坚持一定要在《遗体捐献登记表》上亲手签上自己的名字。但姚月娟是个文盲，从未捏笔写过字。于是，这位可敬的老人在子女的指点下，坚持练习书写自己的名字。2005年9月，终于，她亲手在《遗体捐献登记表》上签下了"姚月娟"三个最有尊严的名字。2012年4月14日，姚月娟实现了自己最后的遗愿，用捐献遗体的崇高行为，给自己平凡的一生画上了一个圆满的句号。

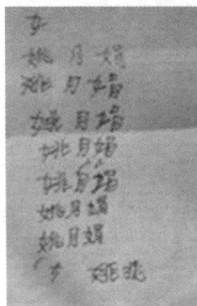 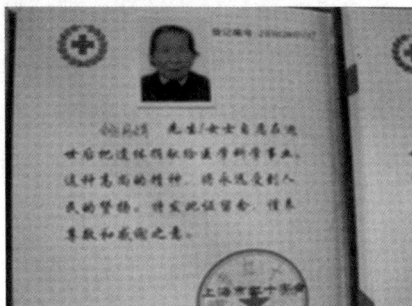

图17　姚月娟练习的签名　　图18　姚月娟亲手签字的遗体捐献志愿书

（文字和照片均来自嘉定区瞿大我先生）

附录1 感恩"大体老师"(致辞)

今天,我们怀着崇敬之情,迎接"大体老师"的到来。

从这一刻起,"大体老师",您将成为我们永远的老师。

"大体老师",您是一位心怀大爱之人,一位生命纯粹之师。您为医学事业奉献了您的所有,用宝贵的身躯诠释了无私的意义。您的奉献,是您未竟事业的延续,更是生命意义的升华。您虽无言,却将给予我们最生动的医学讲解;您若有知,将知道我们会学到很多医学知识。您是滋养我们仁爱心田的甘露,您是陪伴我们学习成长的绿树。您人性的光辉,将照耀我们探求医学的道路,点亮我们医德修行的方向。因为您的大爱之举,我们将不仅学到医学知识,还将受您崇高品德和生命观的感召,学会感恩,学会尊重生命、敬畏生命、大舍大爱、济世仁心。

迎接老师的过程,使我们每个同学接受了一次精神洗礼和心灵净化。此时此刻,思念与感恩之情已难以用言语表达,我们唯有努力学习,刻苦攻读予以报答。请放心,我们将心怀大医精诚宏愿,敬畏生命,弘扬人文,救死扶伤,仁爱众生。

"大体老师",尽管您已离别红尘世间,您却将以另一种生命的方式存在,您的爱意将在我们医学生身上延续,您的精神和灵魂将永驻我们的教室、我们的心。

在此也向充分理解、支持"大体老师"意愿的亲属和朋友表示衷心的感谢和崇高的敬意!

上海中医药大学全体学生

附录2 课程思政论文

1."腧穴解剖学"育人平台的建设

针灸治病通过刺激腧穴来疏通经络、调和气血以及平衡阴阳，从而发挥其防治疾病的作用。尽管针灸疗法本身是安全的，如果医生掌握不当，针刺某些腧穴就可能发生意外事故，轻者可能造成患者一时痛苦，重者则可能导致患者脏器严重损伤，甚至死亡。针对中医针灸临床发展的需要，上海中医药大学解剖学教研室通过开展科学研究，总结研究成果，编写系列教材，于1978年在国内率先开设了腧穴解剖学课程的教学。该课程是科研成果向教学转化的成功范例，是腧穴学与局部解剖学相结合的跨学科课程，是中西医结合领域中现代医学与传统医学相融合的创新性课程。于2012年获得上海市精品课程，在建设过程中有以下几方面的体会，现报告如下，供同道参考。

（1）开展课程建设，提高教学质量

近年来，为了进一步推进课程建设，提高教学质量，上海中医药大学解剖学教研室开展了上海市教委和校级课程建设"常用穴位解剖多媒体研究""实验报告书写规范化训练""常用穴位解剖视频素材库建设""腧穴解剖学重点课程建设"等多个项目的研究，编写了《腧穴解剖学实验指导》，建立了多个穴位图片视频数据库，制作了本课程各章节的教学多媒体课件，规范了实验操作预案和实验报告的书写指导，组织了学生对该课题评价的书面调查，并按本课程设计的教学流程进行了教学实践，除完成了教学大纲所规定的知识结构和规范的解剖操作训练，还围绕实验报告的书写及其相关环节实施训练，基本实现了"文本规范，实验观察结果表述真实、详尽，敢于发表自己观点"的教学目标，经过多年的实践，形成了相应的教学成果，如完成了教学文件"实验报告书写规范""实验报告书写训练计划"和《常用穴位解剖多媒体》教学光盘。

（2）抓好课堂教学，明确教学目标

腧穴解剖学是研究腧穴的层次结构、毗邻结构以及针刺意外与预防的一门学科，是基础医学与临床医学之间的一门桥梁课程。学习目的就在于通过解剖和观察尸体，使学生掌握局部解剖学基本知识的同时，进一步掌握腧穴的体表定位、操作方法、临床主治、进针层次、毗邻结构、针刺意外与预防等内容，锻炼学生的动手操作能力和对人体层次结构的观察能力，为后续临床实践奠定良好的形态学知识基础，为提高临床针灸疗效和避免针刺意外事故发生提供保障。

在教学过程中，实践教学与理论教学在同一实验室、同一时间段进行，注重理论课与实验课的密切衔接。在实践教学中，除了"验证知识，培养动手能力"的传统实验课理念外，还充分利用该教学平台可提供的资源，挖掘内涵，特别强调人文思想（态度、情感、合作等）的融入和科学、求真、创新意识等综合素质的养成。在理论教学中，根据以"学生为主体，教师为主导"的教学理念，以充分发挥学生的主动性和积极性，教师理论授课的多媒体教学课件、解剖图片库、教学光盘、视频录像、复习思考题、教学大纲、教学日历等教学资源均展现于精品课程网站中，完全实现了多媒体教学，极大丰富了教学手段，为学生提供了主动学习的环境，从而大大减少教学中的烦琐描述，更加直观地表现了解剖结构，减轻了学生负担，增强了学生的学习效率，提高了教学效果和教学质量，并从知识、能力和素质上达到了预期的教学目标。

（3）立足教材建设，出版教辅资料

在教材建设的过程中，经历了自编讲义、教材用书、研究生教材、全国教材和国家级规划教材的发展。通过科研成果的整理和总结，编写了第一本教学讲义《应用解剖与穴位层次结构》，并于1978年、1981年分别面向学校本科生、研究生开设了该课程。随着穴位形态研究的全面深入，研究成果进一步得到升华，1990年出版《常用穴位解剖基础》，成为本科生和研究生教学的正式教材。该教材反映了穴位解剖的最新研究成果，科学性和实用性突出，体现出中西医结合、临床与基础医学相结合的特点，内容丰富翔实，密切联系临床，图文并茂，具有广泛的实用价值。在教学过程中得到学生和教师的肯定，教学效果良好，并获得了国家级教学成果奖2次和上海市教学成果奖2次。随着教学工作的不断深入，逐步将教材建设推向更高层次。于2001年出版了上海市研究生教材《中医应用腧穴解剖学》，2005年出版了全国高等中医药院校教材《中医应用腧穴解剖学》，并于2008年获得上海中医药大学优秀教材二等奖。2013年1月出版了普通高等教育"十一五"国家级规划教材、全国普通高等教育中医药类精编教材《腧穴解剖学》。

在注重教材建设的同时，加强辅助教材、配套教材的出版力度。先后出版了《经穴断面解剖图解》（上肢部分、下肢部分、头颈胸部和腹盆部4本），《折叠式经穴层次解剖图解》《常用穴位解剖多媒体》（教学光盘），《穴位解剖与临床应用》（上海市重点图书），《全身经穴应用解剖图谱》（"九五"国家重点图书，中文版、英文版和日文版），《危险穴位临床解剖学》等10余本学术著作，这些图书极大地发挥了教学辅导的作用。其中，《常用穴位解剖多媒体》（教学光盘）为上海市普通高校"九五"重点教材，获得全国医学CAI教学课件鼓励奖和上海中医药大学优秀教材二等奖，《危险穴位临床解剖学》荣获华东地区大学出版社第八届优秀教材学术专著二等奖、2007~2009上海市优秀图书一等奖和第七届"中国人民解放军图书奖"提名奖。

（4）重视科学研究，发挥引领作用

1975年开始，上海中医药大学解剖学教研室以严振国教授为首的研究团队对全身十四经361个经穴及78个经外奇穴进行了系统性研究，开展了国家自然基金、国家中医药管理局、上海市科委、上海市教委等资助的多个项目研究，通过穴位的层次解剖、断面解剖、CT断面扫描、巨微解剖、显微解剖以及危险穴位针刺深度、穴位数字化、穴位力反馈等方面的研究工作，提出了"穴位立体构筑理论"，发表了数十篇研究论文，并将研究成果编写成系列学术专著和教材，开发了针灸学三维影像浏览器软件，在教学中取得了较满意的教学效果，并获得了上海市科技成果优秀奖、上海市科学技术进步二等奖、上海医学科学三等奖和上海市科学技术三等奖等。"经穴解剖实验室"不仅是解剖学教研室的科研基地，也是经穴解剖的科学研究平台。2003年首批经国家中医药管理局批准成为中医药科研三级实验室，2008年顺利通过换证评估。

（5）修复陈列馆，注重实验教学

"人体经穴与解剖陈列馆"原名为"经穴解剖标本陈列室"，创建于1975年，在全国属于首创。该陈列馆是腧穴解剖学课程教学的实验基地，也是我校对外交流的重要窗口之一。2003年学校整体搬迁张江后，场地面积约800m²。2007年该馆获得上海市教委专项经费的资助，我们充分利用严振国教授的技术资源，对原陈列室标本进行了编号、标识、统计、修复以及文字加工等一系列的工作，并完成了该陈列室的总体布局、方案设计、施工改造以及穴位断面标本制作等工作，并于2010年6月已面向学生开放。

2003年学校整体搬迁张江后，学校投入了大量经费，教学实验室全部安装了送风和抽风设备，安装了教研室自主设计和研制的"环保型解剖台"（有授权专利）；2006年起9个教学实验室安装多媒体设备，6个实验室安置了空调，因此教学实验室内的环境得到明显改善。我们在实验课的教学方面不断改进，主要采用PPT课件、视频、课堂讨论、模型、陈列标本以及解剖操作等教学工具和手段，注重发挥学生的主体性和参与性。

（6）开展名师传承，弘扬学术思想

2005年10月在学校有关部门的指导下，挂靠在解剖学教研室的"严振国名师工作室"作为上海中医药大学名师传承工程项目之一正式成立和启动了。严振国名师工作室开展工作以来，在名师、传承人和团队的共同努力下，在学校、学院和学科建设办公室的支持下，取得了阶段性的成果，促进了该学科和学术的发展。

受原卫生部委托，于 1987 年解剖学教研室举办了"全国经穴解剖高师班"，进行推广该课程。据此，本教研室腧穴解剖在全国中医院校中处于领先地位，填补了国内外空白，在国际上亦有较大影响。2001 年始在香港浸会大学和 2008 年始在日本滋庆学园开设了腧穴解剖学课程的教学，2003 年始面向日本、韩国短期留学生开设了腧穴解剖学课程的教学，为中医走向世界和传播中医做出了贡献。

（7）倡导教学改革，改进教学方法

本教研室在教学改革过程中，积极探索，稳步推进，倡导使用多种教学方法，主要采用的教学手段列举如下。①开展讨论式教学：在解剖实验操作过程中，学生开展自由讨论，充分调动了学生的学习积极性、主动性和能动性。②注重多媒体教学：通过自制的多媒体课件，使图像更加清晰，通过建立超链接，播放视频和教学软件，提高了教学效果。③坚持教师主导教学：采用"学生为主体，教师为主导"的实验教学方法，即由学生分组亲自完成解剖操作的全过程，教师全程指导，帮助学生发现和分析问题，引导学生深入讨论和解决问题，现场检测学生的学习效果，课堂归纳总结学习内容，课后批改学生的实验报告，对普通错误、难点进行集中讲解。④强调实验环节教学：严格要求学生在课前书写实验预案和课后书写实验报告，培养学生的团队合作精神。⑤重视学生素质教育：本课程十分重视学生的思想教育，将思想教育寓于专业知识的学习中。在解剖操作之前及结束之后，老师和学生都要面对"大体老师"默哀，以示对那些献身医学事业的崇高者致敬。在教学过程中，要求学生尊重"大体老师"，宣扬遗体捐献的无私奉献精神。在解剖血管、神经、肌肉、脏器等结构的过程中，加强爱心、责任心、爱惜生命的教育，鼓励学生参加义务献血活动。⑥加强直观教学和动手能力培养：教师做到精讲、少讲，重点教会学生观察和辨认解剖结构的方法，引导学生自主观察和辨认人体器官的形态、结构及位置、行程及毗邻关系等，培养学生的创新能力、分析和解决问题能力。

在腧穴解剖学精品课程建设与实践中还存在诸多不足之处，今后我们需要加强教师队伍建设，提高学历层次，推进全英文教学，引进优秀人才，不断提升教学团队的整体实力，逐步向国际化教育迈进；同时，还需要更新教育教学思想与理念，改革教学内容和教学方法，加强教学资源和实验条件的建设，完善课程评价的考核方式，强化教学管理过程，定期开展教研活动，鼓励教师改革教学内容、教学方法及教学手段，不断提高教学质量和教学水平。

论文来源：邵水金，张黎声，姜俊，等."腧穴解剖学"育人平台的建设[J].解剖学杂志，2013，36（4）：857-858.

2."人体解剖学第一课"的开设与人文价值

人体解剖学是医学生都必须学习的一门专业基础课，学生对其接触最早，印象深刻，影响深远。其最重要的教学媒介就是被称之为"大体老师"的遗体标本，而这些大多来源于遗体捐献。通过一般人难以理解和做到的遗体捐献与利用这个解剖学课程特点，我们精心设计了"人体解剖学第一课"，旨在传递本课程可以提炼、承载和实践的核心价值观："感恩，敬畏，责任"，引导学生"作为一名医学生应当如何做？"的思考。

（1）思路与目标

"人体解剖学第一课"并不是时间概念上的第一次课，也不同于我们习惯的"绪论"。它主要由两部分组成：以多媒体的形式呈现和讲解遗体捐献的基本知识、理念和意义、遗体捐献者及其家属的故事；然后通过解剖学实验开始前对"大体老师"的默哀仪式，来延续和强化已经形成的文化气场。在教师的引导下将学生的内心感受和思想感悟转化为实际行为。让学生在了解和参与此过程中，产生强烈的仪式感，获得一种全新的体验和认知。经过多年的观察，这个精心设计的30分钟课程单元可以承载和实现3个预期的人文素质教学目标。

1）激发感恩之情：通过遗体捐献者及其亲属理解和支持的故事，以及以后要参加的各种仪式和活动，让学生获得感受，体验什么是奉献和大爱大义，形成内心的感动。通过仪式，将学生第一次自己动手进行的解剖操作，或第一次接触遗体标本时，受传统死亡文化影响，对遗体标本产生的恐惧心理转化为对"大体老师"的感恩之情。

2）生成敬畏之心：从"人和生命"的角度诠释"作为'大体老师'的遗体标本"，诠释"大体老师"生命的特殊存在方式和意义。从即将成为一名救死扶伤的医务工作者角度，引导学生开始体验自己对待的是"人"而不仅仅是标本。对生命的敬畏和尊重从每一个动作、每一句语言做起，期望由对"大体老师"遗体标本的敬畏之心，外延出对生命的敬畏之心，对"医疗制度和规则"的敬畏之心。

内化责任之感：借助这个平台，因势利导，促进医学生将其转变为自觉的学习动力，反思自己的行为，形成"感恩社会，肩负责任"的道德情操。这是最本质的一个目标，也是本课程实践所期望的"落脚点"。

（2）过程与方法

为了能够使"人体解剖学第一课"对学生形成强烈的内心感受冲击力，获得最佳效果，达到预期的人文素质教育目标，我们根据学生的实际情况、心理状态和行为分析，精心设计了各个段落和具体内容呈现的时机和方式。

1）以感性的方式切入，感受人文情怀，感悟理性内容：现在的学生不喜欢教师用"说教"的方式对待他们。我们在涉及"遗体捐献"相关理论和具体知识、"遗体捐献的意义"等理论性较明显的内容时，采用以情感人的方式，用我们长期收集的来自于遗体捐献者及其亲属的那些感人事例，以图片、信件、视频资料等原始资料的呈现，以及同学们自己的亲身感受、体会和感悟等，来诠释什么是移风易俗，什么是生命的真谛，引导学生"我们应当如何做？"的思考，使这些比较理性的内容不仅要入"脑"，更要入"心"。

2）精心设置特定场景，引起情感共鸣：为了使"人体解剖学第一课"达到最理想的效果，我们精心设计切入的角度和方式。将这个教学单元放在一个特定的时间段进行，即局部解剖学和腧穴解剖学进入实际解剖操作之前的半小时，在系统解剖学第一次观察和触摸整体标本（肌学实验）前的半个小时，在这样的时间段进行效果最佳。将"理论"讲解与默哀仪式及其后面的实验过程连城一个整体，学生会在潜意识里将刚听过的故事与眼前的这位供实验用的"大体老师"联系起来，在情感上的距离会更近一些。充分利用多媒体的优势，在一些内容的细节处理上也根据学生的认知心理和情感认同，做了刻意的设计。

①以"引言"的方式，将学生的情感带入画面情景：在"遗体捐献的社会意义"一节中，列举了我校研究生徐欣毅捐献遗体的故事。用欣毅和他母亲的这段"话"来配合遗体捐献追思会的照片：欣毅说"我想与我爱的校园和事业一直在一起"，母亲说"我把唯一的孩子交给学校，请善待他"。这样的处理增强了学生体验的现场感，感觉到这些人就在自己身边，能够更有效地引导学生用心灵去感受什么是大爱、大义、奉献的崇高精神。

②以书信原件呈现的方式，无声胜有声："（我的病情）如活着分不清，那么解剖尸体时是否能分清？我虽得不到圆满治疗，至少会给后人减少很多痛苦。"这是一位患者邮寄给我们的亲笔信件摘录。将其手稿原件用扫描截图呈献给学生，对医学生心灵的冲击力和引发的思考"却是任何高亢的声音和高大上的语言都不能与之相比的。"

③用短视频的方式，直接倾听遗体捐献者的心声：通过播

放遗体捐献者与学生座谈会上的剪辑短视频（经本人许可）。画面中的奶奶以微笑的表情和平静的语言向同学们讲着自己与多种疾病抗争的故事，坦述着感激医生能让她还能活到现在，往生后要用自己的身躯最后再为医学事业做点贡献的心愿。这一幕使多少同学"产生了对生命意义的重新思考和认识。"

④用学生自己的感言，互相激励："我不知道您是谁，但我知道您为了谁，您让我们知道我们以后要为了谁。"将这一段摘自学生感言的文字呈现在PPT课件中，短短的一段文字，成为学生在实验报告的心得体会中引用率最高的话语，它共振着每位同学的心灵，激荡起了同学们"心中的那份感恩和对生命的敬畏，思量着今后的责任。"

⑤操作实验前的默哀仪式，强化人文气场效应：或许解剖学教师在此过程中都会带领学生做这样的默哀仪式，但在听完前面发生在那些"大体老师"们身上的故事，就不仅仅只是一个对遗体表示尊敬的伦理仪式了。经过这些场景的呈现，已经无需再用任何煽情的语言，无需再用任何刻意的教学手段，即刻就能使学生感受到什么是大爱，什么是大义，什么是担当，什么是奉献。有了以上对遗体捐献意义的诠释和学生已经产生的感情铺垫，面对即将要亲自动手操作的遗体标本，"应当如何对待我们的'大体老师'？"实际上已经潜在地转化成为"我们应当如何做？"的命题。此时的默哀仪式与前面的"讲解"形成一个整体，促进了对"大体老师"感恩之情的升华，足以保证同学们的文化认同和情感认同，由对死亡的恐惧感转化为对生命的"敬畏"，激发内在的学习动力，自觉执行我们要求的

规章制度，反思自己所肩负的责任和目标。

（3）人文价值及成效

"人体解剖学第一课"只是我们所进行的"专业课程融入人文素质教育的研究与实践"的一部分，它与其他活动，如带领学生进行遗体捐献志愿者家访、邀请遗体捐献志愿者来校与学生座谈、组织学生参加遗体捐献告别追思会、建设遗体捐献文化走廊、在课程网站设立"遗体捐献纪念馆"等，形成了人体解剖学的人文素质教育模块。"人体解剖学第一课"从中起到了引领作用，为以后的诸项活动奠定了情感基础。

从时间分配上看，这只能算是"微课"，但对同学们现场即时的心灵震撼和冲击，以及后期效应远远超出我们的预料。我们针对该课题的有效性进行了"定量"研究，观察到在积累的数百名学生解剖操作课后实验报告中自发附加的心得体会里，几乎每位同学都表露了对"大体老师"的感恩之情；在33项广泛涉及知识、能力、素质和情感的观察指标中，有一半同学明确写出了"人体解剖学第一课"对自己情感、对操作和实验的影响以及对人生的思考，"这是医学人文的第一课，是尊重生命的第一课，是我们未来行医之路的第一课。"在连续两年对4个班的局部解剖学课程完成数月后，让学生以课程评价的形式排序列出5个印象最深的"事件"。大部分同学在前两位列出的是"人体解剖学第一课"或其中的某些感触深刻的细节。通过对学生在接触"大体老师"实验过程中的行为学观察和分析，包括对实验室规章制度的遵守情况、在实验过程中对实验标本和"大体老师"的尊重等细节情况、对解剖操作规程的理解和执行情况、学习态度等，都获得了比较满意的效果，实现了预期的以德育为核心的人文素质教育目标。

其实，每位专业课教师都有在专业课程中渗透人文素质教育的意识，如果我们能够再密切结合自己专业课程的特点，发掘本课程可以承载和实现的社会主义核心价值观，建构起将人文素质教育因素系统地融入专业知识和教学过程的平台，做到从我做起，从小事做起，从点滴做起，就能够促进我们的教育真正回归其"做人"的本真。

论文来源：张黎声，邵水金，于波，等."人体解剖学第一课"的开设与人文价值[J].解剖学杂志，2017，40（1）：108-109.

3. 人体解剖学核心价值观的培养与践行

教育工作关系到培养什么样的人，如何培养人，为谁培养人的问题。各高校也都在探索把思想政治工作贯穿教育教学全过程，用好课堂教学主渠道，挖掘专业课程所蕴含的思政元素，实现"三全育人"的途径。本教研室在"立德树人"目标指引下，针对本学校和人体解剖学课程的实际情况和特点，努力发掘课程内涵，以现代的教育观念重新审视本课程。除了专业知识目标和能力目标外，充分发挥教师在课程思政工作中的引导作用，通过组织学生参与遗体捐献、接收的过程和对"大体老师"（遗体）进行动手解剖、研究的过程，开展多种形式的系列活动，构建可操作性较强的实践平台，研究和设计本课程可以承载的德育工作教学模块和相应的教学目标，将德育融合于专业课程的教学过程中。通过建设课程思政工作承载体，组织和引导学生在参与过程中得到亲身体验，获得感动和感悟，树立

"感恩、敬畏、责任"的价值观，取得了比较满意的成效。

（1）专业课程思政的设计与实践

人体解剖学是医学生必须要学习的并且是最先接触到的一门医学专业基础课程。学生在学习初始阶段最为"忐忑"，心理变化强烈。同时这门课程让学生接触到生命存在的另一种形式，实际上成为"医学生"身份自我认定的开始。

1）课程思政资源库建设：收集了遗体捐献相关的理论和知识文献，来自发生在身边的遗体捐献者及其家属的故事、病历、生活照片、信件，来自教师、学生和遗体捐献登记者参与各种仪式和各环节情况的照片和视频，学生的体验、感悟和书写的感恩卡、心得体会、课程评价。这些既是教育教学的素材，又是效果评价的研究资料。与校红十字会合作，充分开发和利用社会资源，建立师生与上海市各区遗体捐献者服务组织、遗体捐献登记者及其捐献者家属的联系。这是对学生德育非常有益的工作形式和联系渠道，是任何其他形式都不能替代的。

2）课程思政承载体和传递形式建设：教育形式采用了3个结合的方式：课堂内外相结合，校园内外相结合，线上线下相结合，全方位开展人体解剖学课程思政工作。

①"人体解剖学第一课"的设计和实施：经过2年的前期探索获得经验后，于2015年在教研室全面实施"人体解剖学第一课"。该单元是1个30分钟的"微课"，从"人"的角度诠释"大体老师"生命的特殊存在方式和意义，以感性的角度诠释理性的"意义"等问题。该课程以遗体捐献者的故事为主体线索，从中选择了几个典型的代表事例，他们中有为了感恩医学、

感恩医生，以"受益者回馈医学"而捐献的，有的怀着"为中医药事业发展"的初心，也有本校的学生，还有的因身患"医学治不好的病"而贡献出躯体供医学研究。学生通过故事走进了遗体捐献者及其家属的内心，眼含热泪听完讲课，称之为"最能够感动人"的教学环节。为了增强这个课程单元的教育效果，教研室结合学生情感产生的心理学依据，对内容的筛选与连接、切入时机等方面进行了精心设计。它促使学生完成了作为医学生的第一次蜕变，增强了学生的专业认同感，也将学生第一次接触遗体标本的恐惧心理转化为感恩之心和敬畏之情，为理解和自觉参与以后的相关仪式、活动做好认知和情感铺垫。

②课堂内仪式的设计和实践：为了促成课程思政目标的达成，设计了以下课堂仪式：a.在实验课前课后对着"大体老师"进行默哀仪式，并由开始时的教师引领，逐渐变成学生的自觉行为。b.课程结束时，学生要举行"大体老师"庄重的告别仪式，为"大体老师"铺盖白布，点燃蜡烛，敬献鲜花，鞠躬，向"大体老师"诵读和递交自己的感恩卡等程序。c.每个在实验室上课的班级都要在上课期间参加1次"迎接'大体老师'追思会"（遗体捐献仪式），并由学生代表全校师生做"感恩'大体老师'"致辞，使这个场景成为特殊课堂和教学内容。

通过这一整套仪式感染，会在学生的心理和情感上产生浓重的仪式感，加强了庄严肃穆的场景对学生情感的冲击力和对行为的影响，激励学生重新自我确证，在思考生命的意义、死亡的价值时产生共情认同，有助于促进学生将对"大体老师"敬重和感恩的情感，升华成对生命的热爱和思考，演变为对医学发展和对人类进步的奉献行为。

　　③第二课堂活动的开展：为了加强学生对"大体老师"的了解和理解，走进遗体捐献者的精神世界，促进学生将"感恩、敬畏、责任"的价值观内化为内心的情感，注重充分利用社会资源，我们开展第二课堂的活动，将其视为课堂内仪式的延伸。我们组织学生对遗体捐献登记者进行家访；邀请遗体捐献登记者来校与学生面对面座谈；带领学生参加每年的"上海市遗体器官捐献者纪念周"活动；邀请遗体捐献登记者、学校领导和红十字会一起在校园举办"清明，感恩与缅怀遗体器官捐献者"活动。学生在参与和经历的过程中能够亲身感受到遗体捐献者的初心，在聊家常中体验他们在生活态度中透露出的阳光、开朗大度，亲耳听到"你们可以在我身上切千刀万刀，为的是你们以后不要在患者身上切错一刀"的话语和他们对医学、对未来医务工作者的期望。这些活动和内容对学生的影响是潜移默化的，使学生坚定了对自身专业的认同和自信，学会了对职业和生命的敬畏。

　　④课程思政环境建设：课程思政环境也是对大学生进行社会主义精神文明建设的重要阵地。在人体解剖学课程所涉及的这一特定教学区域内建成的表现群体意识、价值观念、行为模式、生活方式等教学环境，成为教研室的文化现象，对学生德育工作具有重要的意义。在教研室和实验室环境中，除了学术主题区，艺术氛围区，薪火传承区之外，我们还特别注重遗体捐献文化的建设：建设了"遗体捐献文化走廊"和题名为《大爱》的"遗体捐献者纪念园"，布置了缅怀本校教职工和学生

将遗体捐献到本校的感恩纪念墙。这些都已经成为对学生、对社会开展生命教育的活动基地；我们在实验课程网站上专设了"遗体捐献者纪念馆"，成为学生缅怀遗体捐献者、上传"感恩卡"的平台；我们将学生参与遗体捐献文化活动的情况、信息和感悟做成app推送上网络。我们将学生自发写出的课后感悟和心得体会、反映师生在遗体捐献活动中的照片、遗体捐献者的嘱愿等，编辑、印制成《心路》小册子，发放给学生、其他院校来访教师、遗体捐献者家属、登记者、咨询者。

良好的环境建设，营造了浓厚的"感恩、敬畏、责任"文化氛围，也成为人体解剖学教研室专业课程思政工作对学生教育和对外传播的窗口，成为敬重逝者、慰藉遗体捐献者家属的良好媒介，获得了很好的社会效益。

（2）专业课程思政的评价与研究

该评价的核心，是要在建构的德育工作平台上完成"内化与外化"两个转化过程。①从采集到的研究资料中提取各种要素，用质性研究的方法，完成了多个班级"学生实验报告心得体会涉及因素分类与分析""实验报告中人文情感表述分析""学生的行为学观察"等研究。②进行了"仪式理论-仪式行为-学生情感-学生行为"的相关性和效果研究。③进行了人体解剖学专业课程思政设计中的有效环节以及学生在参与活动中情感产生与发展的心理轨迹研究。④进行了思政工作与课程的规范化教学流程融合的研究。即通过"仪式化"的运行，利用文化本身力量使学生的情感与所开展活动的内涵形成心灵上的互通；通过"流程化"的运行，使德育平台的运作成为学生容易接受的、与教学过程紧密融合的一部分。

1)"内化"效果的观察、评价和研究:通过对学生实验报告中潜意识状态下表述(附于实验报告后面的,但不是课程教师刻意要求的)的心得体会和"感恩卡"的文字表述等进行量化和质性分析,了解学生在此过程中的所思所想,研究一系列庄严肃穆的仪式和特殊的教育教学场景,对促进学生感受遗体捐献者及其家属的大爱大义之举,形成"感动、感恩、敬畏、奉献"的内心体验,感悟"尊重生命、理解生命"的真正含义所起到的作用和形成的效果。这些文字都表达了对"大体老师"的无私奉献、家属的理解和支持,表示了自己的敬仰,表达了对"大体老师"助力于自己学习的感恩之情,反思了自己在实验操作过程中的得与失,检讨或自责了自己知识上、思想上和行为上的不足。这些也使我们能明显地感受到仪式和规则对学生的心理推动力。期望在润物无声、潜移默化中,学生能够将在此过程中获得的真实情感转化为学生自己的思想意识和个性品质。正像学生在心得体会中表述的那样:"我不知道您是谁,但我知道您为了谁,您让我们知道我们以后要为了谁。"这句话现在已经在全国各地的医学生中间广泛流传。

2)"外化"状态的观察、评价和研究:我们通过五方面进行评价:①对学生在接触"大体老师"实验过程中对实验室规章制度的遵守情况。②对实验标本和"大体老师"的尊重情况;③对解剖操作规程的理解和执行情况。④对实验预案和实验报告的重视程度、书写质量、所花费的时间。⑤对待课程中科学问题的客观性和严谨性。结合其他专业能力训练和素质培养等,观察和研究特定的情感因素对专业课程学习行为的正性促进作用及其动因。即对学生经历了一个教育和自我教育的过程后，将其思想意识和个性品质迁移到日常学习中的表现，进行行为学观察、评价和分析。

从学生在接触"大体老师"的过程中，也可以清晰地感觉到他们经过庄严肃穆的仪式，出现明显的情感感染效应、强化效应、迁移效应、动力效应：由最开始时对遗体标本的"恐惧"转变为对"大体老师"的尊重，由对"大体老师"的敬畏转化为对实验室规章制度、实验操作规程和医疗规则的敬畏以及对教师要求的自觉遵守，对错误操作的互相提醒和纠正，实验操作动作的谨慎和轻柔，以及主动整理操作空间和器械等。为了写好解剖操作预案和实验报告，能够静下心来，不惜花费数天时间认真查阅资料、讨论、反思和书写、修改，尽力做到最好。同时，也促进了学生求真务实、客观细致、创新意识等科学精神的养成。经过这一系列的活动，教师普遍感觉到"学生好教了，学习的内动力提升了"。学生也感觉到被"激起了心中的那份感恩，让学生思量着今后的责任。"

（3）专业课程思政实践的成果

除了关注学生的思政收获以外，还注重了专业课程思政理论层面的思考与研究，并将探索的专业课程思政教学设计理念和方法进行交流与传播。

1）理论层面的思考与研究：①我们提炼了人体解剖学课程的核心价值观：感恩、敬畏、责任。制定和实践了人体解剖学相关人文仪式和活动的规范化流程。②首次提出了遗体捐献工作原则和工作目标：敬重逝者，慰藉家属，教育学生。已经在上海市红十字会系统得到高度认可，产生了很好的社会影响。③探索了遗体捐献文化育人的"五位一体"全方位工作模式：教师为主导、学生为主体、遗体捐献接受站为枢纽、红十字会协调、社会资源为补充。④以多年来的经验和学校其他课程思政的探索为依托，总结、推广了开展专业课程思政的"五个工作环节"：建构专业课程思政平台的基本环节、重视学生亲身参与和体验的重点环节、积极发挥教师引导作用的关键环节、科学评价的难点环节和与专业课程教学元素密切融合的核心环节。

2）成果的交流与传播：本项目的探索研究和实践取得了一定的成果：撰写了4篇课程思政征文，在核心期刊公开发表多篇论文，获得了包括高等教育国家级教学成果一等奖、上海市高校教学成果一等奖在内的各种教学奖8项，获得上海市教卫党委、上海市教委等颁发的各类团队奖8项，被教育部高等学校医学人文素质教学指导委员会挂牌为"人文素质教育基地"。近几年来我们在上海和其他省市高校进行报告、交流、辅导、传播专业课程思政的理念和经验已达40多场，被包括CCTV新闻联播在内的各种媒体报道40余次。我们也曾向教育部领导和上海市党政领导、几十所高校党政领导4次全程展示"人体解剖学第一课"，并向全国政协领导汇报本教研室人体解剖学开展课程思政的情况，获得高度称赞。本课程已成为专业课程思政的样板，起到了良好的示范和引领效应，为高校课程思政教育体系的形成做出了自己的贡献。

其实在人体解剖学课程中所追求和达成的价值目标及其所

取得的成效，建立在老师育德意识和育德能力的基础上，激发出了本植于学生心中的文化力量所控制的意志和感情。老师所做的一切，是为学生提供了一个参与的平台，创设出一种遗体捐献的文化情景，并将其以仪式和各种活动的形式呈现出来，引导和促进他们形成对待生命和生活的"感恩、敬畏、责任"价值观，正如学生说的那样：愿遗体捐献者的大爱和大义，唤起心中的爱和责任的火花，换来学医之途和医学事业的绚烂。

论文来源：邵水金，张黎声，于波，等.人体解剖学核心价值观的培养与践行[J].解剖学杂志，2019，42（6）：607-609.

4. 引导学生参与遗体捐献文化工作中"三原则"的制定及实践

人体解剖学是医学生进入医学院校最早接触的一门医学专业基础课程，学习的最好教学媒介就是称作"大体老师"的遗体标本，本校的这些遗体标本都来自捐献。在对"大体老师"（遗体）进行动手解剖、研究学习的过程中，除了能够让学生更好地掌握专业知识外，还特别注重价值观的引领，本教研室通过组织和引导学生积极参与到常人难以理解的遗体捐献、接收和利用的过程，开展形式独特的系列志愿服务活动，构建可操作性较强的实践平台，让医学生在参与中感受遗体捐献者的无私奉献和博爱精神，感悟他们及其家属的大爱和大义，培养学生的感恩之情和仁爱之心，促进学生形成"感恩、敬畏、责任"的价值观，为以后医学人文精神的塑造奠定良好的基础。我们在多年来的教学实践中也积累了丰富的实践经验，建立了相关的规章制度，提出并践行了开展遗体捐献文化（人文关怀）

工作和过程中的"敬重逝者，慰藉家属，教育学生"三原则。

（1）"三原则"的承载体建设

这些原则绝不仅仅是一个理念，而是由一系列具体目标、具体的承载体、各项活动和行为构成，如各种仪式、活动、环境、学生的收获和态度等。

课堂内的仪式：课程开始时以遗体捐献者的故事直击学生内心情感的"人体解剖学第一课"，每次操作课前、课后都要进行默哀仪式，课程结束时以敬献鲜花和诵读感恩卡的形式举行"大体老师"告别仪式。

课堂外的活动：带领学生对遗体捐献登记者家访，邀请他们来校与学生一起开展"感恩"主题的互动交流，参加遗体捐献追思会，举办"清明，感恩和缅怀遗体器官捐献者"活动，成立"遗体捐献志愿者服务部"和"红十字生命项目志愿讲解员"学生志愿服务队等。

遗体捐献文化氛围建设：我们设立了主色调温暖的遗体捐献文化走廊，绿树环抱青草环绕的"大体老师"纪念园和高高耸立的《大爱》纪念碑，以及在课程网站中建设了"遗体捐献纪念馆"。我们编辑、印制记录学生在课程中真实呈现出的情感和心愿小册子《心路》。

（2）"三项原则"的内涵

1）敬重逝者：敬重，意指怀着崇敬或钦佩的心情看待，是一种高度的尊敬、崇拜。敬重逝者是遗体捐献接受和利用过程中必须要遵守的一个原则，是师生都必须要做到的，也是最基本的底线和红线。一切对遗体标本不敬的思想情感和言行，都是不道德的。

敬重，除了内心的真实情感和态度之外，也是需要外化的行为来呈现的。通过外在的敬重形式，达到内心敬重的一种情感。最初学生可能会受影视、小说及死亡文化的影响，在面对"大体老师"时，常常带有恐惧心理。当学生习惯了这些以后，亦或久之会呈现出一种麻木的心态，将其当作一个物件和单纯的实验用品，以上行为均因为是缺乏了对"大体老师"的敬重之心。我们通过在实际接触遗体标本之前，增加"人体解剖学第一课"的讲解，引导学生走进遗体捐献者的内心世界，感受"大体老师"背后的感人故事，传递他们对医学生的期望和嘱托。当他们离开了尘世，却选择了以另一种方式存在，用自己的躯体教给医学生们最直观、最准确的人体知识，选择为医学事业奉献一切，让生命以另一种形式永驻，引发学生深层次地思考自身肩负的使命和责任。也通过课堂中的默哀等仪式，通过与遗体捐献登记者的接触和对话，形成一种课程中的文化氛围。这些措施有效地促使学生在情感中自发产生对遗体捐献者感恩的情怀，会带有敬重之心去进行解剖实验操作。从学生的心得体会中我们可以看到"由冷到暖""由对逝者的敬重，转化为对生命的敬畏"，激发了学生的求知动力，改变了学生的学习态度。学生们珍惜学习资源，操作起来小心谨慎，生怕在"大体老师"身上划错一刀。

2）慰藉家属：慰藉，意指安慰、抚慰，是使心情安适，宽解，在精神和心理层面得到宽慰和补偿。慰藉遗体捐献者家属是情义和道义的必需，实现慰藉家属的基础就是敬重逝者。家属从何处获得慰藉？一是他们能够看到教师和学生表现出来的言行上对逝者的敬重；二是能够感觉到促进了学生的学业进步和正确价值观的形成，他们的捐献行为是值得的。

"慰藉家属"主要工作对象包括遗体捐献者的家属和遗体捐献登记者本人。在同他们的接触中了解到，有些捐献者家属是因为尊重亲人的意愿而在捐献登记表上签署了自己的名字，但心里面还是有些不太理解，还是有心结的。有的家属和登记者也曾经多次表达了他们的担心和嘱咐，他们最怕的就是学生在学习过程中不敬的言语和行为。尽管学生们的学习过程他们不了解，但我们通过各种媒介展示出学生们在学习过程中的各种表达敬重的仪式和行为，可以看到学生和他们一同参加遗体捐献追思会，可以目睹遗体捐献文化环境，也可以通过赠送给他们的《心路》来了解学生们的感恩之心、对生命的敬畏之情和要实现捐献者的初心，能够成为一名仁心仁术好医生的愿望。让他们能够从外在形式的敬重，感受到学生内心的感恩和思想情感的升华。

有一位捐献者家属看了《心路》小册子说："我是流着眼泪看完的，看到你们充满了对遗体捐献者的感恩之情，看到你们要做一名好医生的承诺，我理解了我的父亲，老爷子值了！"还有一位遗体捐献者家属看了我们发给他的一段视频，内容是学生们在课程结束以后，给他的亲人举行的告别仪式、敬献鲜花和诵读感恩卡的过程，来信表示"感谢同学们能够最后陪伴着我的亲人，感谢同学们替我们最后送了他一程。"也常有遗体捐献登记者来教研室参观，他们看了遗体捐献文化环境也会由衷地说："这就是我以后的家了，看到你们这样用心，将这里布置得这样好，我很满意。"

3）教育学生：在专业课程中能够起到教育学生的作用是最终目的。《国家教育事业发展"十三五"规划》提出："坚持立德树人。把立德树人作为教育的根本任务，培养德智体美全面发展的社会主义建设者和接班人。"遗体捐献者的初衷就是要在身后能够为医学教育和研究做出一份贡献，但是我们要清醒地认识到，他们对医学教育做出了两个层面的贡献：一是作为物的属性，遗体标本提供给学生最直接的学习资源，让医学生在他们身上真切地观察和触摸到每一块肌肉、每一条血管与神经，验证解剖学的基本理论和知识，训练动手能力，为今后成为医生奠定基础。但是更为重要的是要引导学生将这些作为遗体标本的"大体老师"当作人和生命另外一种存在形式的"人文素质和德育"属性。切不可将遗体捐献对教育做出的贡献仅仅理解为或停留在"物"的层面，停留在对教学的贡献上，他们的精神和大爱大义才是最为重要、难以替代的教育资源。

学生通过本教研室精心设计的教育平台和措施，聆听和亲身感受到遗体捐献者生前的生命观和生活故事，通过他们对医学发展的殷切期望，感受他们的大爱和大义，在参与中亲身体验，获得感悟和感动，进一步产生学习的内动力。学生经历了这些仪式和各种活动，会从思想情感上"完成了从一名普通学生到一名医学生的蜕变！"当学生在与遗体捐献登记者的座谈中亲耳听到他们说："我捐献遗体就是为了感恩医学、感恩医生"的时候，听到从遗体捐献登记者口中说出"你可以在我身上切千刀万刀，为的是让你以后不要在患者身上切错一刀"这些话语，学生们会由衷地表示"身为医学生的我们，要将这种无形的精神、这种热血沸腾的崇敬转化成未来职业上对每一位患者尽责的操行，转化为现在学习中修炼行医之路的奋进"，才会在课后的心得体会中写出"我不知道您是谁，但我知道您为了谁，您让我们知道我们以后要为了谁。"这些正是人体解剖学要传递给学生的"感恩、敬畏、责任"的价值观。

（3）"三原则"的相互关系

"敬重逝者，慰藉家属，教育学生"三项工作原则是相辅相成、互相支撑、互相促进的，缺一不可。"敬重逝者"是慰藉家属和教育学生的根基，是呈现在整个教学氛围的遗体捐献文化的原点。敬重逝者就是对生命敬畏的直接体现，这是教学过程中必须做到的！"慰藉家属"是对我们工作状况的检验标准之一，它依托于另外两项原则的落实，是工作能够得以深入开展的促进动力，也是向社会宣扬正确价值观的一个重要方面。"教育学生"是前两项原则实行的目的和最后的落脚点，做好了前两项原则性的工作，才能真正形成人体解剖学良好的教育教学文化环境，促进学生正确价值观的建立。

在落实"三原则"过程中，教师的引导作用尤为重要。本教研室所做的"教育学生"工作只是教师有意识地引导和充分利用遗体捐献文化本身的魅力所形成的效应。"敬重逝者，慰藉家属"的行为过程也是一种教育教学资源，在课程中将知识传授与德育相融合，让每名学生从敬重逝者开始，引导学生思考生命的价值，触动学生的心灵，懂得如何去尊重生命、关爱患者，建立符合人性的医学思维；也能促使教师在解剖学实验课上怀着一颗尊敬而感激的心，正确、充分地使用遗体和标本，端正医学生学习态度，为其成为合格的医学人才打下基础。要在工作中充分做好这些原则性的工作，也不是解剖学教研室单独可以完成的，还必须与各级红十字会，其他高校的遗体捐献接受站，各区县的遗体捐献志愿者联盟等群团、社会组织进行协作。

医学人文素质教育是一项庞大而复杂的工程，需要系统性、全程性并有机融入专业课的教育之中。在医学教育中深化教育改革，将科学教育和人文教育有机结合，大力弘扬人文精神，显得尤为重要。孙思邈在《大医精诚》中就已提到习医之人要有"普救含灵之苦"，要具备高尚的品德修养。重视医学生的人文素质教育，关心人的内在精神，已成为高等医学教育改革的重要内容，医学人文教育与专业教育相结合是医学教育发展的必然趋势。人体解剖学作为一门医学基础学科，在众多的医学课程中是最具有医学伦理和道德教育意义的一门课程。"敬重逝者，慰藉家属，教育学生"是三项工作原则，也是3个工作目标，这3项工作不仅仅是针对遗体捐献工作本身，更是对捐献者及家属、遗体接受站、各级红会、高校教师和学生的工作。捐献者及家属以自身的伟大行为教育了教师和学生，师生的敬重与感恩反过来又感动家属及遗体捐献登记者，并深远地影响到师生日后的工作中对待患者的态度，由此形成博爱的共振和共鸣，共同促进社会主义精神文明的发展和医学人文的进步。

论文来源：王临梅，丁晓露，张黎声，等.引导学生参与遗体捐献文化工作中"三原则"的制定及实践[J].解剖学杂志，2019，42（6）：636-638.

附录3 照片集锦

1.课堂仪式

本部分包括26张照片（附图1~附图26）

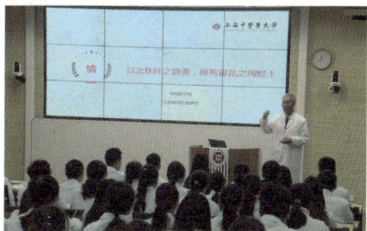

附图1 人体解剖学第一课（1）

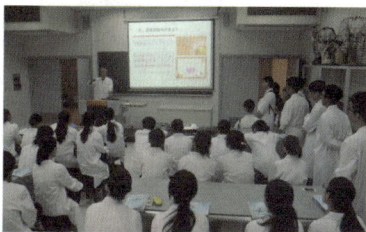

附图2 人体解剖学第一课（2）

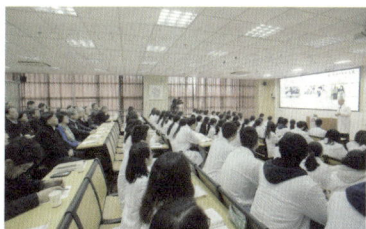

附图3 教育部领导与学生一起听"人体解剖学第一课"

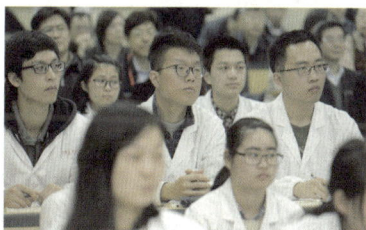

附图4 学生的听课状态

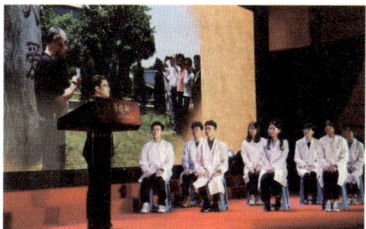

附图5 舞台剧"人体解剖学第一课"（1）

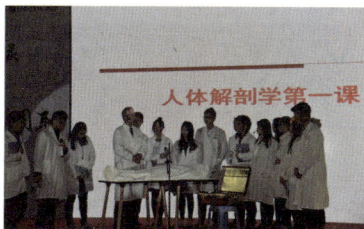

附图6 舞台剧"人体解剖学第一课"（2）

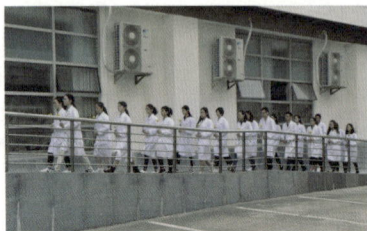

附图 7　参加遗体捐献追思会（1）

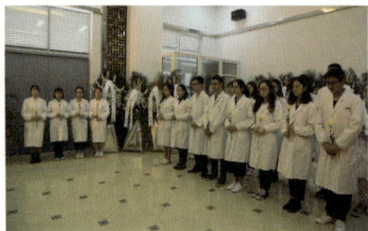

附图 8　参加遗体捐献追思会（2）

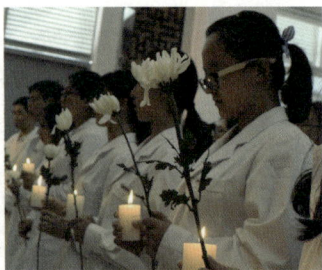

附图 9　参加遗体捐献追思会（3）

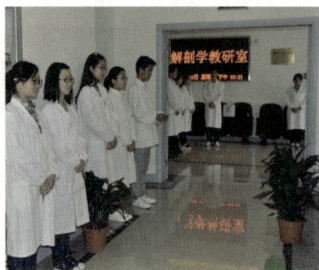

附图 10　学生遗体捐献服务部

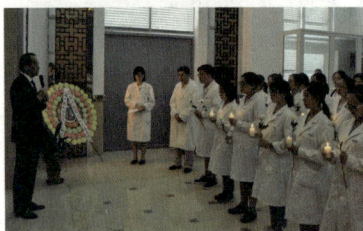

附图 11　校领导与学生一起参加遗
体捐献追思会

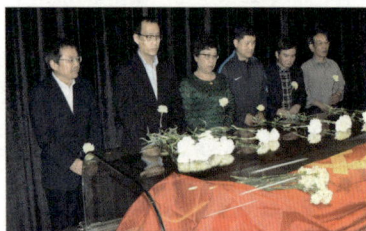

附图 12　校领导参加遗体捐献
追思会

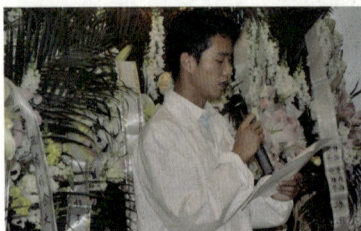

附图 13　学生代表在遗体捐献追思
会上致辞

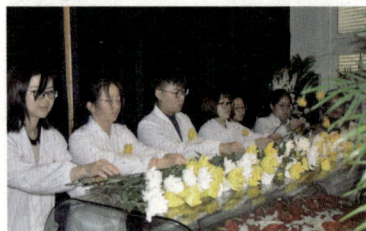

附图 14　向"大体老师"敬献鲜花

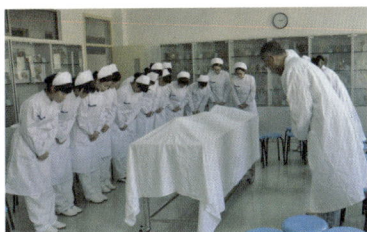

附图 15　课前向"大体老师"默哀（1）

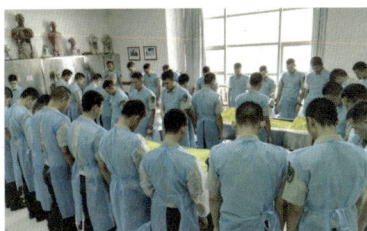

附图 16　课前向"大体老师"默哀（2）

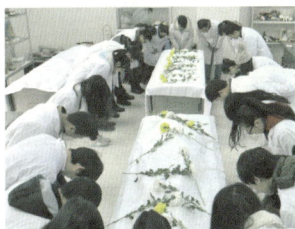

附图 17　课后给"大体老师"鞠躬

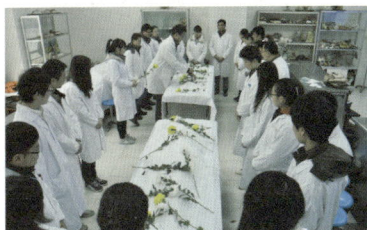

附图 18　课后向"大体老师"告别的仪式（1）

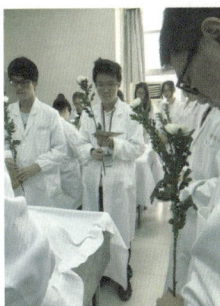

附图 19　课后向"大体老师"告别的仪式（2）

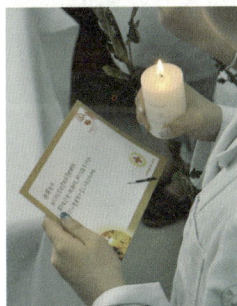

附图 20　课后向"大体老师"告别的仪式（3）

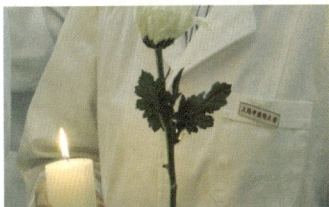

附图 21　课后向"大体老师"告别的仪式（4）

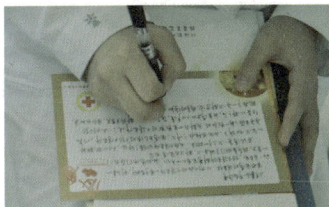

附图 22　留下对"大体老师"的感恩和承诺

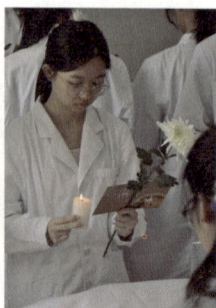

附图23　给"大体老师"献上感恩卡（1）

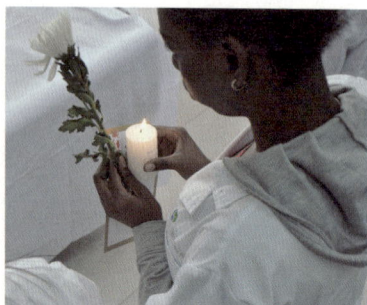

附图24　给"大体老师"献上感恩卡（2）

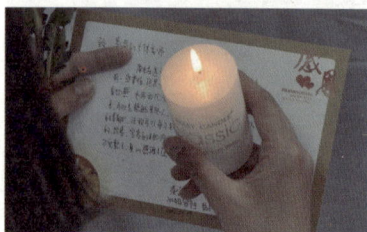

附图25　给"大体老师"献上感恩卡（3）

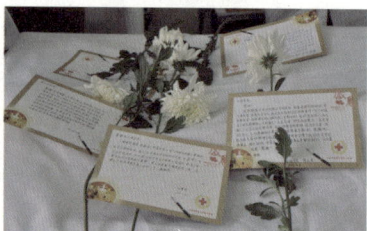

附图26　给"大体老师"献上感恩卡（4）

2. 育人第二课堂

本部分包括21张照片（附图27~附图47）

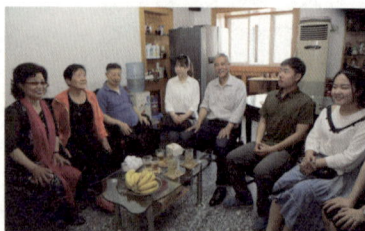

附图27　到遗体捐献登记者家中进行家访（1）

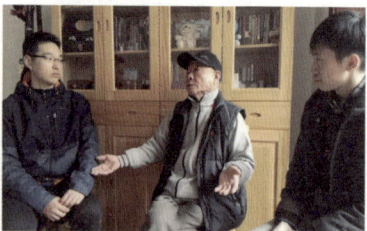

附图28　到遗体捐献登记者家中进行家访（2）

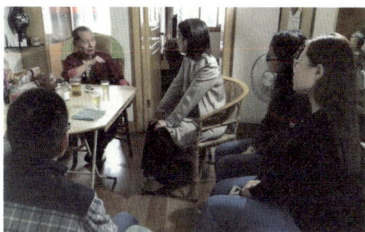

附图29 到遗体捐献登记者家中
进行家访（3）

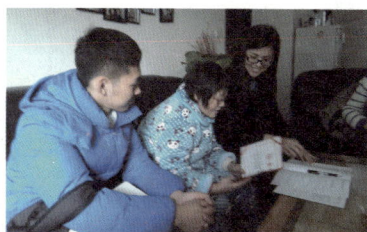

附图30 到遗体捐献登记者家中
进行家访（4）

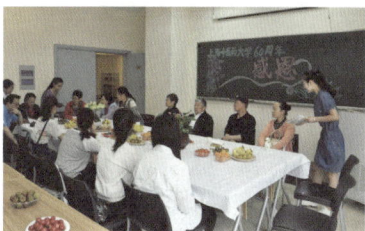

附图31 感恩座谈会

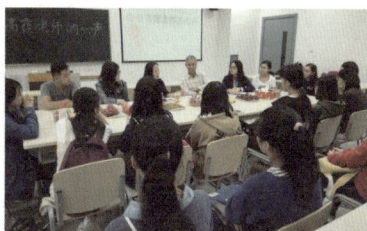

附图32 遗体捐献志愿者座谈会（1）

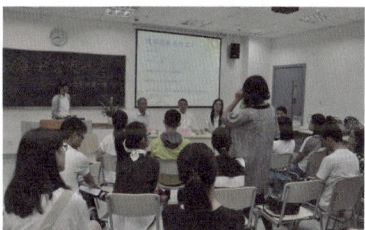

附图33 遗体捐献志愿者座谈会
（2）

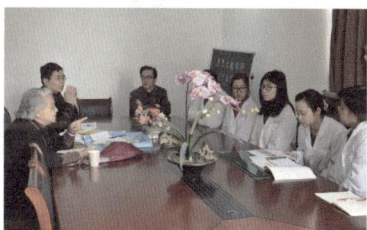

附图34 遗体捐献志愿者座谈会
（3）

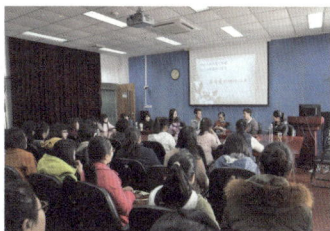

附图35 遗体捐献志愿者座谈会
（4）

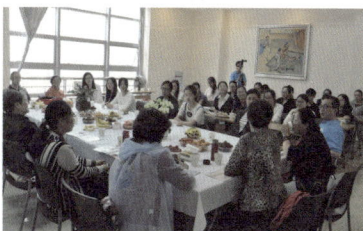

附图36 遗体捐献志愿者座谈会
（5）

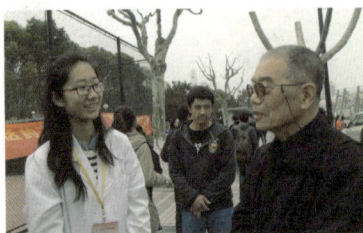

附图37　在校园与遗体捐献志愿者
　　　　交谈

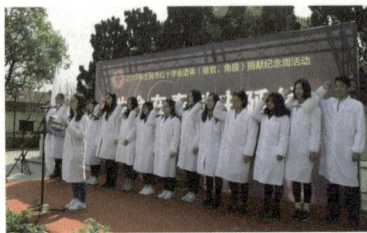

附图38　医学生宣誓

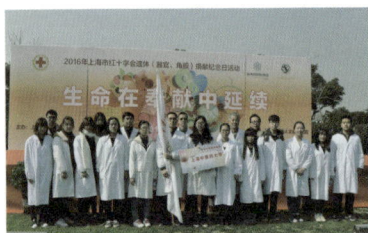

附图39　参加遗体器官捐献者纪念
　　　　日活动

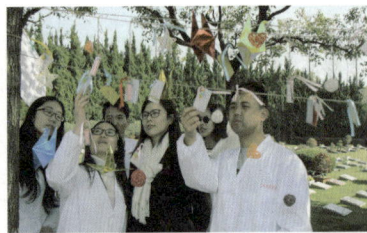

附图40　清明，送上对遗体器官捐
　　　　献者的一份感恩

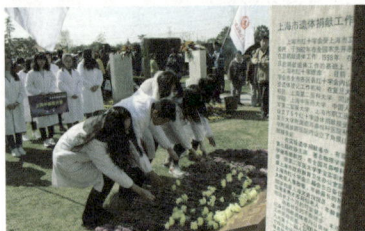

附图41　清明·悼念遗体捐献者
　　　　活动（1）

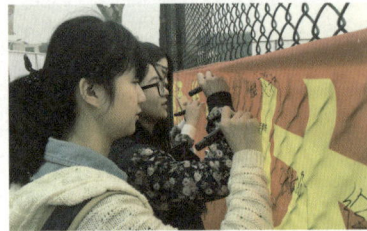

附图42　清明·悼念遗体捐献者
　　　　活动（2）

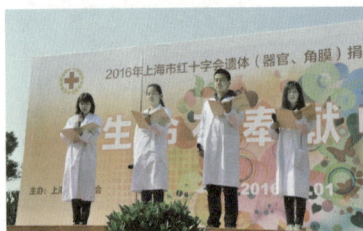

附图43　诗朗诵《生命礼赞》

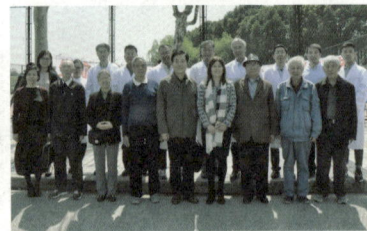

附图44　校领导、教研室老师与遗
　　　　体捐献志愿者

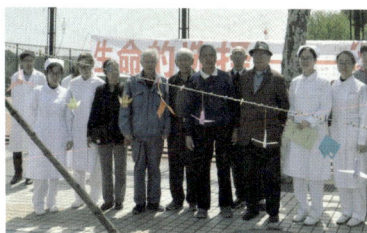

附图45 学生与遗体捐献志愿者一
起参加活动

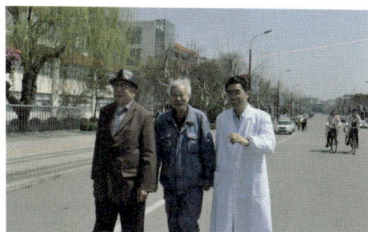

附图46 教研室老师陪同遗体捐献
志愿者参观学校

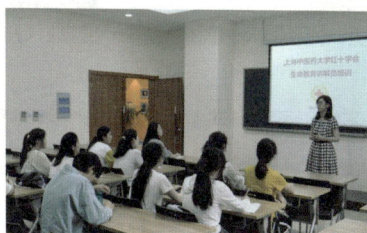

附图47 学生"生命讲解员"培训

3. 献给"大体老师"的感恩卡

本部分包括12张照片（附图48~附图59）

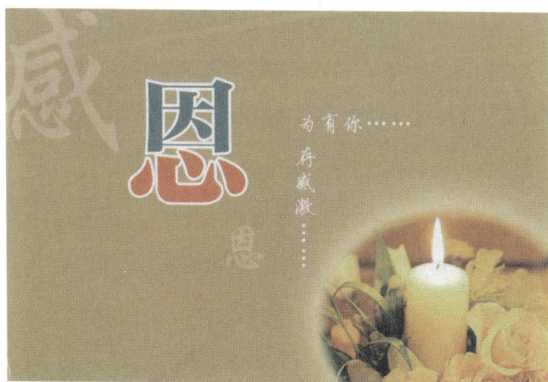

附图48 感恩卡正面

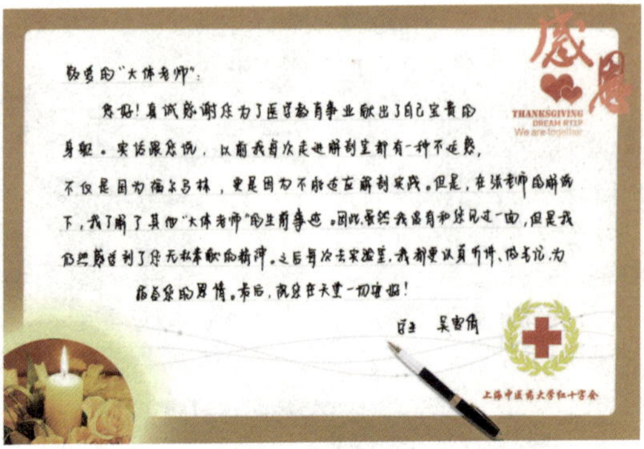

附图49　感恩卡（1）

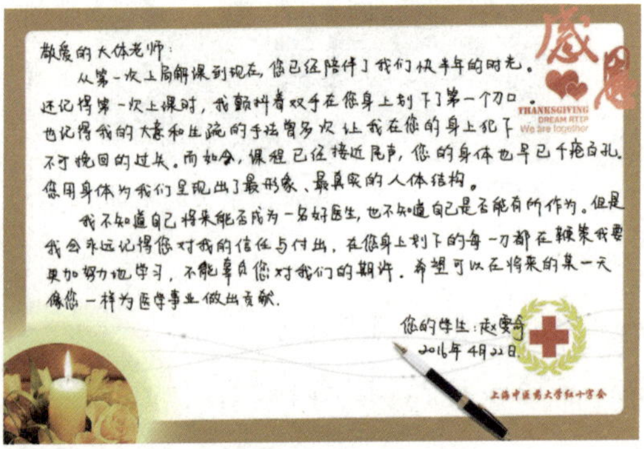

附图50　感恩卡（2）

附图51　感恩卡（3）

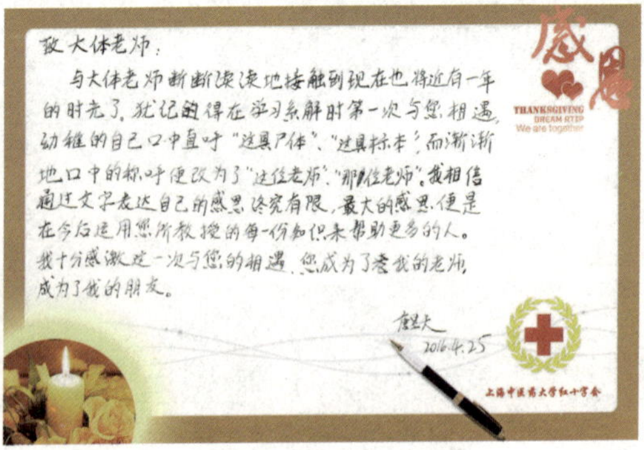

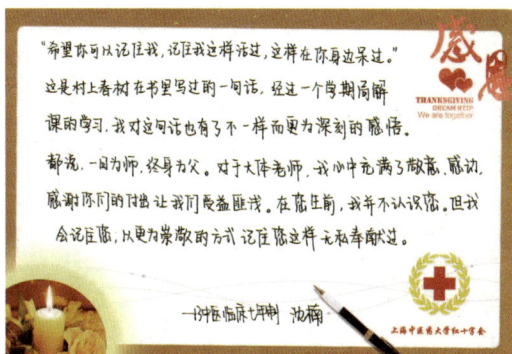

附图52　感恩卡（4）

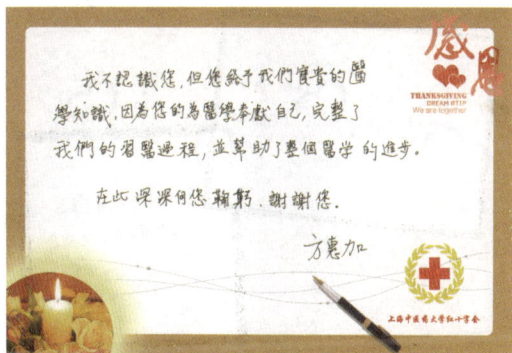

附图53　感恩卡（5）

附图54　感恩卡（6）

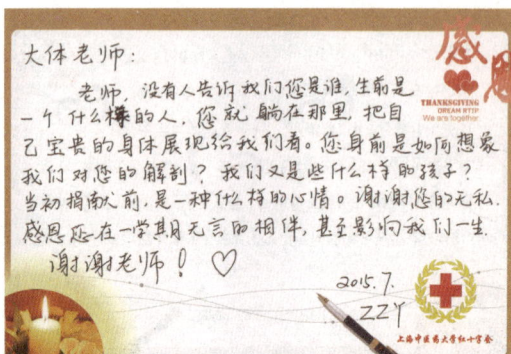

大体老师：

老师，没有人告诉我们您是谁，生前是一个什么样的人，您就躺在那里，把自己宝贵的身体展现给我们看。您身前是如何想象我们对您的解剖？我们又是些什么样的孩子？当初捐献前，是一种什么样的心情。谢谢您的无私。感恩您在一学期的无言的相伴，甚至影响我们一生。

谢谢老师！♡

2015.7.
ZZY

附图55　感恩卡（7）

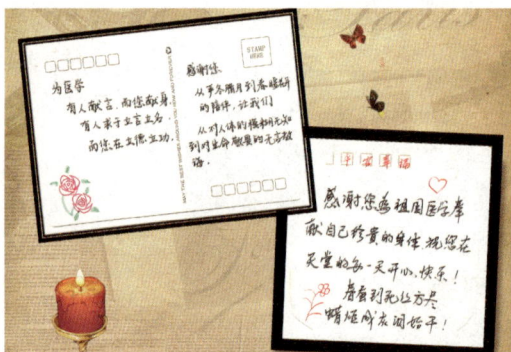

附图56　感恩卡（8）

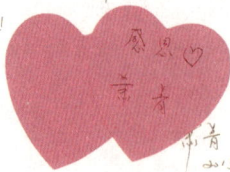

尊敬的老师：

在我的心中，您是一位无私无畏的善者，我敬重您！作为一名医学院的学生，最好的回报是以您为榜样，您随着这种大爱的奉献精神，去学习、去生活、去服务社会、服务大众！

感恩您！

京青
2015.7.21

附图57　感恩卡（9）

给操作老师的：

　　虽不知道您是谁，但您生前一定是位坚强
又明智的女性！

　　我们在您身体上的操作也许有些不规范，
但我想您一定会原谅我们的吧，因为您的付出
不是为了自己，也不是为了我们，而是为了更多需要救
治的人。

感恩，操作老师一路走好
吴好锦 15·3·21

附图58　感恩卡（10）

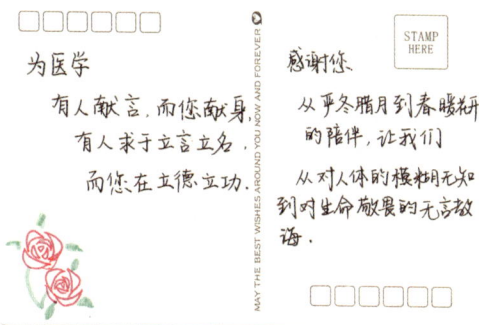

为医学

有人献言，而您献身
有人求于立言立名
而您在立德立功

感谢您

从严冬腊月到春暖花开
的陪伴，让我们

从对人体的模糊无知
到对生命敬畏的无言教诲.

MAY THE BEST WISHES AROUND YOU NOW AND FOREVER

STAMP HERE

附图59　感恩卡（11）

4. 解剖绘图

解剖学是以形象思维为学习基础的，学生通过解剖绘图练习，可以有效地帮助自己掌握专业知识，提高想象和创新能力。基于此，教研室在每个学年都要在学生中举办"解剖绘图大赛"。我们收到许多优秀作品。这些作品显示出较高的绘画水平，更令人感动的是，作品中所呈现出的浓浓的人文情怀和对生命的理解、敬畏与感恩。

附图60作品简介：我认为人体的循环系统与神经系统在肢端的走行与一些藤蔓植物的形态较为类似，故而产生了如图的想象。解剖学对于医学的意义大概也是如此。假若没有解剖学的藤蔓作为基础供给养分，现代医学成就的绚烂花朵也就无从绽放；"大体老师"对于解剖学的意义或许也相似。假若没有"大体老师"默默的奉献，解剖学也难以取得如今的累累硕果。谨以此作向为解剖学做出贡献的遗体捐献者和医务工作者致以敬意与感谢！

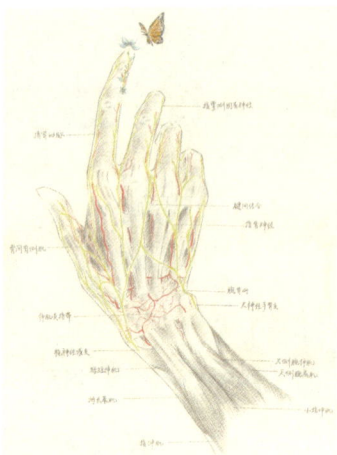

附图60　指尖

（贾颖辉，2017级中医学专业）

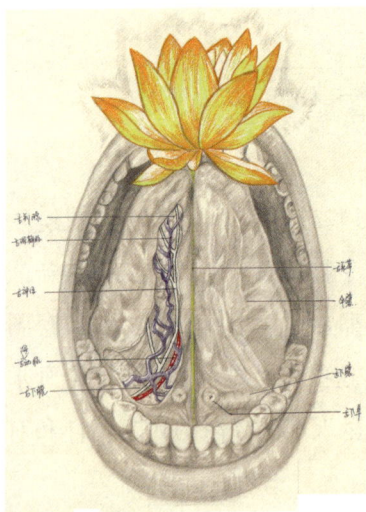

附图61　舌灿金莲

附图61作品简介：作品描绘了一个张开的、顶直了舌的口腔，象征着茎脉的舌系带笔直向上，于舌尖绽放一朵金莲。寓意"舌灿金莲"，这是一个用于形容口才好的褒义词，暗示着本作的主题。

对于医者而言，务实笃行地钻研医术固然是提升本领的最主要、最重要的途径；但另一方面，既要为人医，就少不了与患者，以及其他医疗服务人员的交流。事实上，我们知道，现在大多数医患矛盾的起因多为医患之间的沟通出现了问题。因此，口才好极为重要。若医家表达意思清楚、合条理、顺心意，能完美解答或体谅患者心中顾虑，那么行医路上的坎坷和危险一定会免去许多，医患关系矛盾也能改善许多，这对医生们的自我保护也有非常好的指导作用。

（周翔芸，2017级中医学专业）

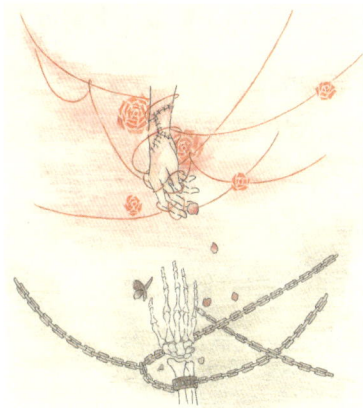

附图62 "129600"

附图62作品简介：根据北宋哲学家邵雍的计算，世界上的事物将在十二万九千六百年后完全重现。那时我们将继续开心我们现在的开心，同样也会承受着现在的痛苦。而人生的八苦，生老病死是其中四苦。人们追求青春，歌颂生命；畏惧苦难，逃避死亡。但光鲜亮丽之后是希望，却饱含痛苦，骨化形销后是解脱，也是生命的传承。

医者站在前人的肩膀上看世界，前辈们的辛苦努力和无私付出让我们能够更好地理解生命的价值。所以与其害怕死亡，不如将生死置之度外，在有限的生命里勾勒出无限的色彩。

（王琳雅，2015级中医学专业）

附图63作品简介：乳房，人和哺乳动物特有的哺乳器官。孕妇及哺乳期腺体发育最盛，乳房增大明显，是母亲哺育下一代不可缺少的重要器官。向日葵又名朝阳花，因其花常朝着太阳而得名，英文名sunflower。母亲之于我们，如

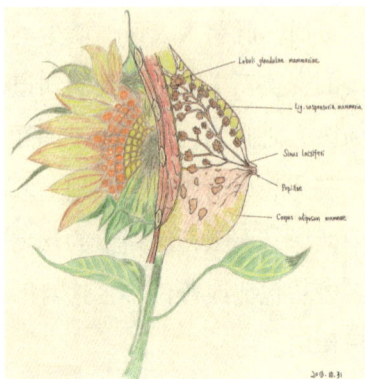

附图63　乳房

人生中的第一缕阳光，赋予了我们生命，哺育我们长大。现在，太阳花还经常被比喻成教师。师者，传道授业解惑也。教师是我们进入学堂开始，人生观、世界观的构建者。母亲和教师这两个角色，就像中医里的脾，是人的先后天之本，缺一不可。愿你的人生路上总是阳光普照，充满温暖。

（马丽娜，2018级中医外科学专业研究生）

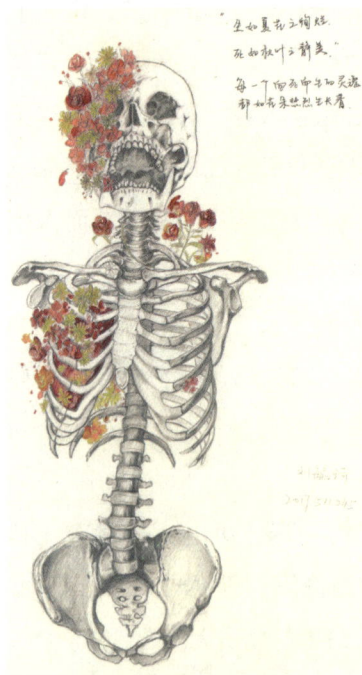

附图64　春华秋实

附图64作品简介：春华秋实。春玩其华，秋登其实。有了春日花朵之华美，方有金秋硕果累累。谨以此画致敬天下具有奉献精神的"大体老师"，

生何绚烂，死亦灿灿。在他们的身后，会有越来越多的医学生奋进于悬壶济世、救死扶伤之道，为人类健康做贡献。

（刘毓琦，2017级中医学专业）

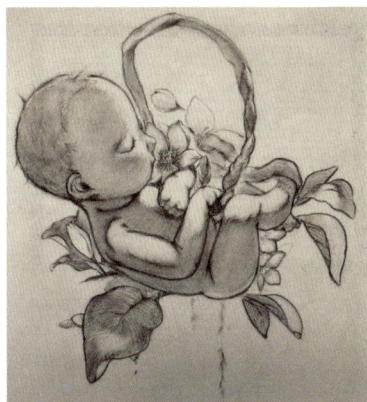

附图65　生如夏花

附图65作品简介："生如夏花之灿烂，死如秋叶之静美。"出自泰戈尔先生《飞鸟集》的郑振铎译本，也是我非常喜欢的一句诗。活着就要像夏天的花那般灿烂并富有生机。这幅作品是一个胎儿抱着白兰花睡着的样子，原型参考了经穴标本陈列室中的胎儿标本。白兰花的花语是纯洁无瑕的爱，希望每个小生命都能灿烂地开出洁白的花朵。

（钱孝雯，2018级护理专业）

5. 环境建设

本部分包括16张照片（附图66~附图81）。

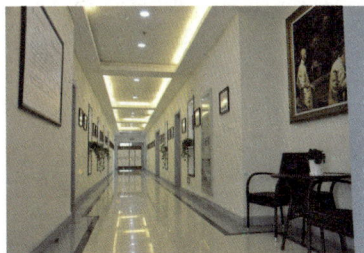

附图66　遗体捐献文化走廊（1）

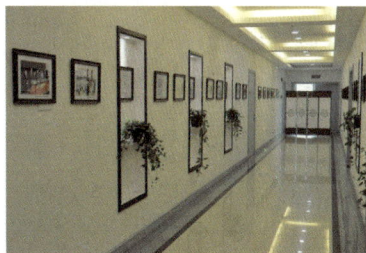

附图67　遗体捐献文化走廊（2）

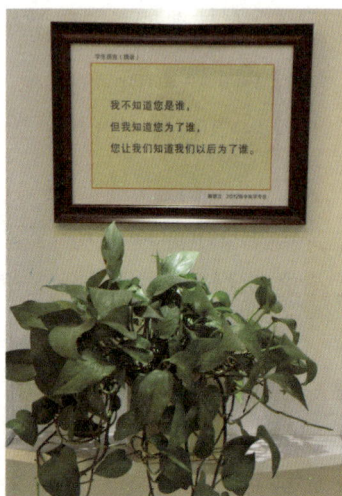

附图68　遗体捐献文化走廊（3）

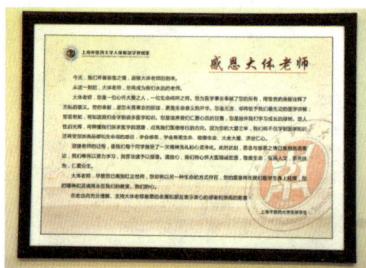

附图69　"感恩'大体老师'"致辞

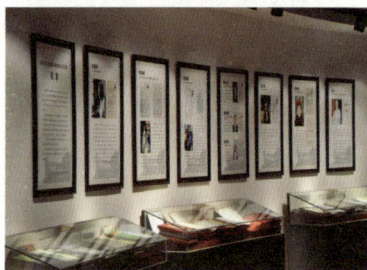

附图70　上海中医药大学师生遗体
捐献纪念墙

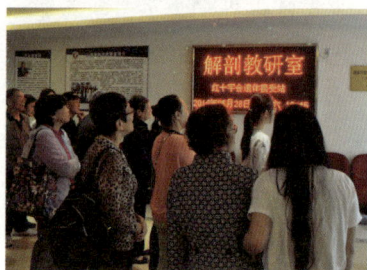

附图71　遗体捐献登记者参观遗体
捐献文化走廊

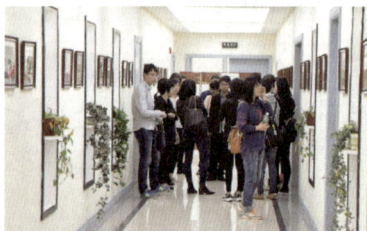

附图72　社会人士参观遗体捐献
文化走廊

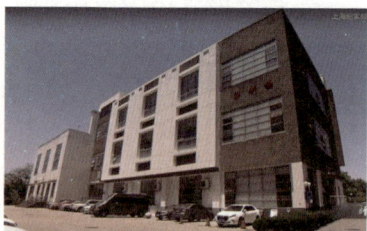

附图73　人体解剖学教研室大楼

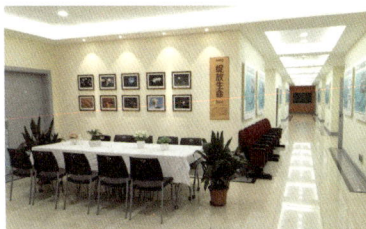
附图74 解剖学教研室环境

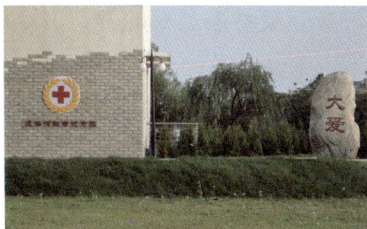
附图75 遗体捐献者纪念园和《大爱》纪念碑

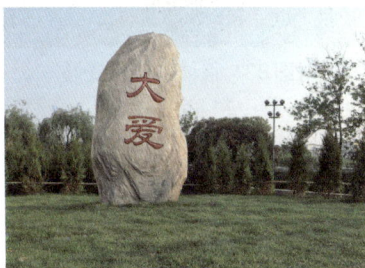
附图76 《大爱》纪念碑

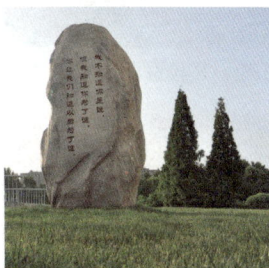
附图77 《大爱》纪念碑（背面）

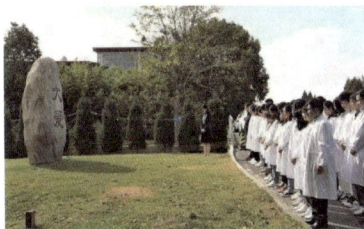
附图78 在《大爱》纪念碑前的宣誓

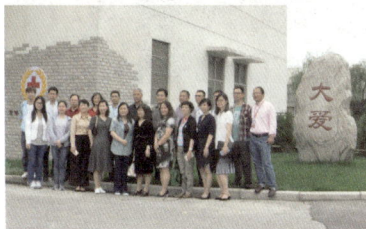
附图79 上海市红十字会活动

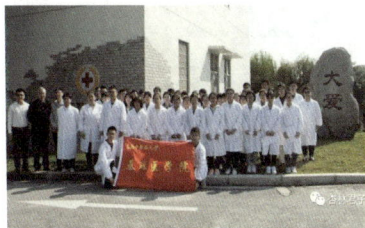
附图80 在《大爱》纪念碑前的开学主题班会

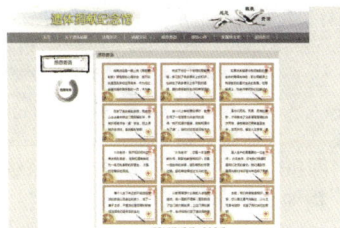
附图81 遗体捐献纪念网站

6. 荣誉和媒体报道

本部分包括14张照片（附图82~附图95）。

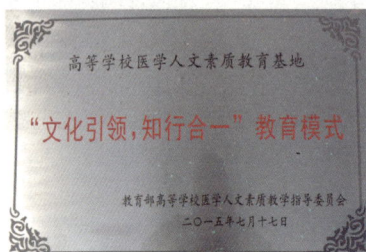

附图82　高校医学人文素质教育基地

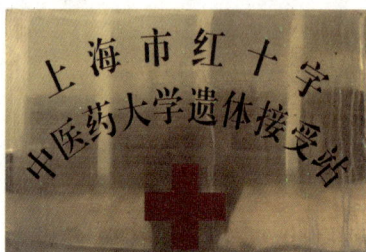

附图83　遗体捐献接受站

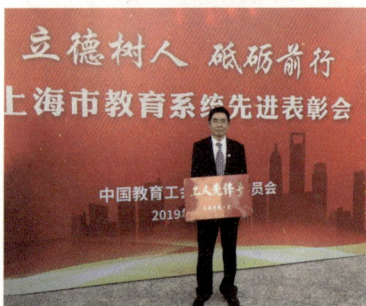

附图84　荣获工人先锋号（上海市
总工会颁发）

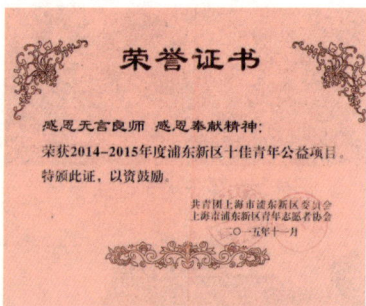

附图85　荣获上海市浦东新区"十
大公益项目"

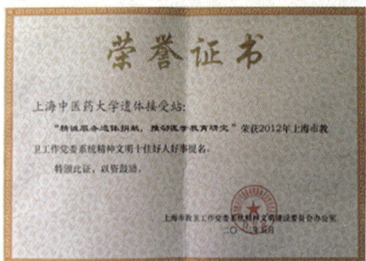

附图86　荣获上海市教委党委系统
精神文明十佳好人好事提名奖

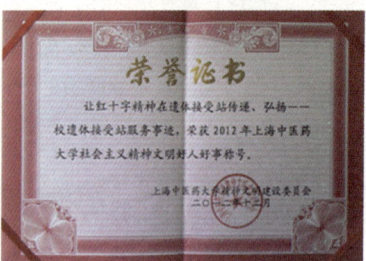

附图87　荣获上海中医药大学精神
文明十佳好人好事

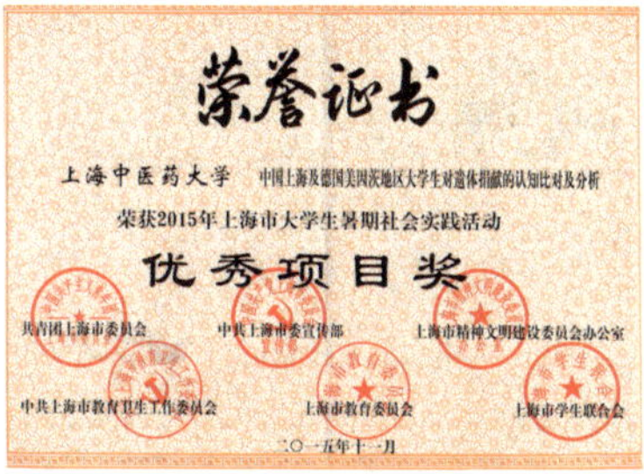
荣誉证书

上海中医药大学 中国上海及德国美因茨地区大学生对遗体捐献的认知比对及分析

荣获2015年上海市大学生暑期社会实践活动

优秀项目奖

共青团上海市委员会 中共上海市委宣传部 上海市精神文明建设委员会办公室

中共上海市教育卫生工作委员会 上海市教育委员会 上海市学生联合会

二〇一五年十一月

附图88 指导学生“遗体捐献状况调研”获上海市优秀项目奖

12 RECORD 记录

上海中医药大学探索专业课程德育 感悟生命敬畏

医学生在解剖实验室上人生大课 激发从医责任

感谢您给我上的人生一课

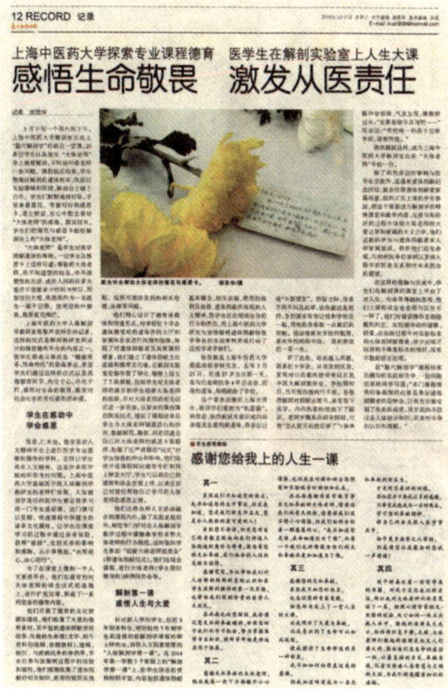

附图89 《东方教育时报》报道（2015.4.15）

文匯報

提高改革整体效能扩大改革受益面

不忘初心继续前进创造新业绩

共推中乌关系承前启后继往开来

谋划好规划好发展好中英人文合作

上海中医药大学探索全员育人和全过程育人——

育人功能从思政课向专业课全面覆盖

附图90 《文汇报》报道（2016.12.6）

解放日报

上海中医大学生以特殊方式纪念“医师节+毕业季”

给“大体老师”写封感恩信

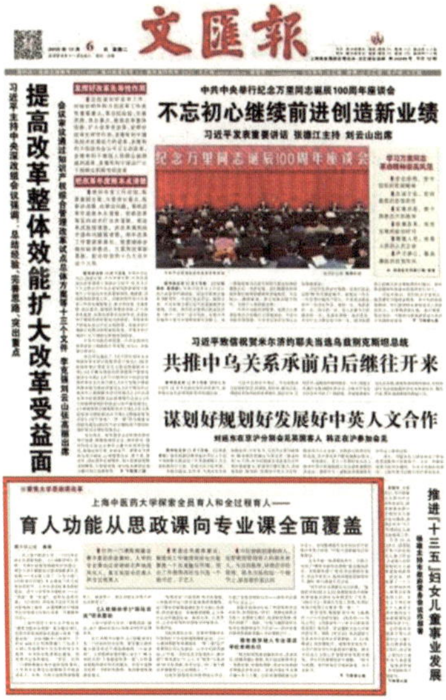

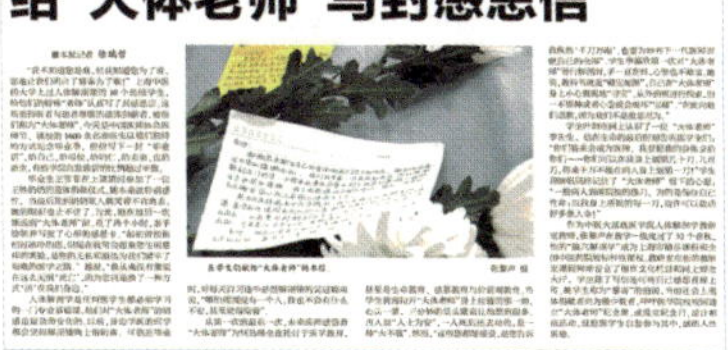

附图91 《解放日报》报道（2015.6.26）

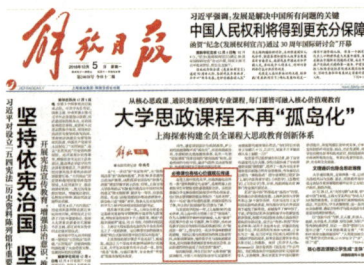

附图92 《解放日报》报道
（2016.12.5）

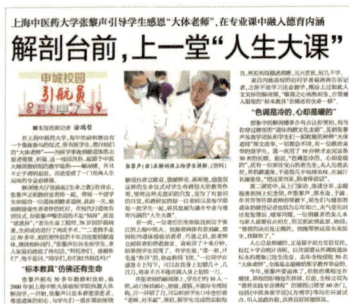

附图93 《光明日报》报道
（2017.1.27）

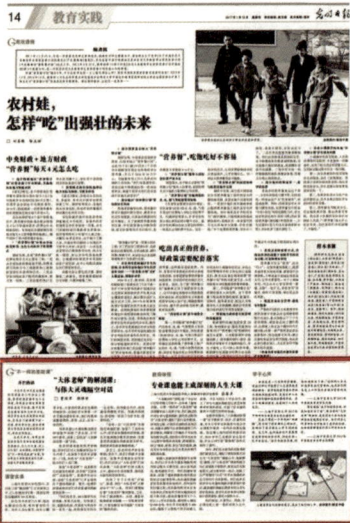

附图94 《解放日报》报道
（2017.4.13）

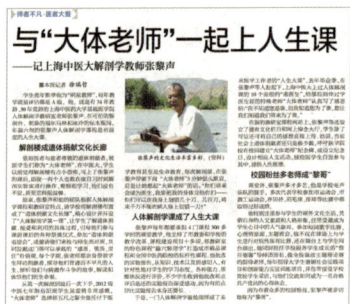

附图95 《解放日报》报道
（2016.7.27）

后　记

　　我记得还是2009年上半年的时候，学校教务处领导来我们解剖学教研室举办局部解剖学与腧穴解剖学两门课程的实验教学调研恳谈会。当大家谈及这两门课程的教学改革情况时，教研室一位老师拿出了一份学生写的实验报告，给大家展示报告最后的"心得体会"一栏中用红笔标记出来的一段文字："操作之前，当老师带着我们为遗体默哀的时候，我的心'咯噔'一下，突然感觉血液循环在加快，浑身发热，身上的汗毛立了起来，热泪也忍不住地在眼眶中打转，瞬间，我想了很多……"接着，这位老师说："这位学生想了很多什么？他没有明确说出来，但是可以肯定，一定是这样的场景与学生的心灵形成了共振，激发了学生的某种情感，即我们所说的'正能量'。这个例子也给了我们一个启示：如何在这样的课程中创设更多的类似场景，使每位学生各自的'咯噔'变成共振性的跳动呢？"这两门课程都是要在遗体上进行实时操作的，除了获取专业知识、培养动手能力的传统实验课理念外，还可以重新建构和利用该教学平台，获得更多的"附加值"，也就是探索这两门课的真正教育内涵，特别是德育和人文情怀的融入，科学、求真、创新意识等综合素质的养成。我们的这个观点得到学校、学院领导及教研室各位老师的普遍认同和支持。在随后的多年里，我们教研室以这两门课程为突破口，积极申报、实践、研究了从院级到校级乃至上海市级的课程建设课题近10项，并取得了非常好的教育教学效果，获得了各级各类教学成果奖项。

其后，我们教研室结合本专业课程的特点和课程建设目标，积极探索在人体解剖学课程中融入德育元素，开展了系列研究与实践，建构了"以德育为核心，促进学生全面发展"的教育平台，培养学生形成"感恩、敬畏、责任"的价值观，加深对生命的尊重和对生命意义的理解；同时，推进了本教研室课程思政教学团队建设，开展了"人体解剖学第一课"的教学，完善了课堂中的仪式和程序，组织了各项"第二课堂"活动，如组织学生对遗体捐献登记者进行家访，邀请遗体捐献登记者来校与学生面对面座谈，带领学生参加每年的"上海市遗体器官捐献者纪念周"活动，邀请遗体捐献登记者、学校领导和红十字会一起在校园举办"清明，感恩与缅怀遗体器官捐献者"活动，举办"生命·感恩·人文"为主题的人体解剖绘画大赛。在解剖楼的经穴解剖标本陈列馆内布置了"我校师生遗体捐献者纪念墙"，建成并启用了课程网站中的"遗体捐献纪念馆"。在校园内建成了"遗体捐献者纪念园"和《大爱》纪念碑，并举行了多次活动，使之成为学校感恩教育和生命教育的基地。

教育部部长、上海市委市政府领导、市教委领导，带领各省教工委领导、部属高校领导曾4次来我们教室观摩我们团队的"人体解剖学第一课"；我们多次向教育部、全国政协、上海市委、上海市政府、上海市教委领导汇报我们团队的课程思政情况；CCTV的新闻联播、法制与社会、上海SMG、教育电视台、

《光明日报》与《解放日报》等媒体对我们教研室的事迹报道40余次。这些事迹也成为"改革开放40周年上海教育典型案例代表"。相关老师在全国各高校进行课程思政报告、讲座和辅导百余场次。我们陆续接待了多批次来教研室参观、学习、取经、交流的高校领导、教师、专家和社会人士，取得了良好的社会效益，对全国范围内的课程思政工作，发挥了很好的示范和引领作用。

对我自己来说，每年每学期都在讲授解剖学课程。每次面对"大体老师"，我心中都充满不舍、感激和敬意。中国传统讲求，人去世后，应入土为安。"大体老师"的奉献，不仅让我们感受了解剖学的"生物之美"，也让我们体会了人世间的心灵之美。他们中有的为了感恩医学、感恩医生，以"受益者回馈医学"而捐献的，有的怀着"为中医药事业发展"的初心，也有我们自己学校的学生、教师和医生，还有的因身患"医学治不好的病"而贡献出躯体供医学研究。学生通过这些故事走进了遗体捐献者及其家属的内心，眼含热泪听完讲课，称之为"最能够感动人"的教学环节。为了促成教育教学目标的达成，我们设计了一整套课堂仪式，如默哀仪式、迎接仪式、告别仪式，使这个场景成为特殊课堂和教学内容，加强了庄严肃穆的场景对学生情感的冲击力和对行为的影响，激励学生重新自我确证，在思考生命的意义、死亡的价值时产生共情认同，有助于促进学生将对"大体老师"敬重和感恩的情感，升华成对生命的热爱和思考，演变为对医学发展和对人类进步的奉献行为。

最让我感到欣慰的是，我看到了学生的"获得感"：在教学过程中，我发现学生由最开始时对遗体标本的"恐惧"转变为对"大体老师"的尊重，由对"大体老师"的敬畏转化为对实验室规章制度、实验操作规程和医疗规则的敬畏以及对教师要求的自觉遵守，对错误操作的互相提醒和纠正，实验操作动作的谨慎和轻柔，以及主动整理实验操作空间和手术器械等。为了写好解剖操作预案和实验报告，学生能够静下心来，不惜花数天时间认真查阅资料，进行小组讨论，回顾反思和书写、修改，尽力做到最好。同时，也促进了学生求真务实、客观细致、质疑创新等科学精神的养成。经过这一系列的活动，教师有了"获得感"，而且普遍感觉到"学生好教了，学习的内动力提升了""感觉我在从一个教书匠变成教育工作者"。同学们也感觉到被"激起了心中的那份感恩，让我们思量着今后的责任。"

我们将一如既往，为学生建构良好的教育平台，创设出一种遗体捐献的文化情景，并将其以仪式和各种活动的形式呈现出来，引导和促进他们形成对待生命、生活和工作的"感恩、敬畏、责任"的价值观。正如学生说的那样：愿遗体捐献者的大爱和大义，唤起我们心中的爱和责任的火花，换来我们学医之途和医学事业的绚烂。

（邵水金，人体解剖学教研室主任、教授、博士生导师）

2020 年 5 月